# TABLEAU ANALYTIQUE

### DES

## SUBSTANCES CHIMIQUES MINÉRALES

### EMPLOYÉES DANS LA MÉDECINE

### ET DANS LES ARTS.

IMPRIMERIE DE E.-J. BAILLY,

PLACE SORBONNE, 2.

# TABLEAU ANALYTIQUE

## DES

# SUBSTANCES CHIMIQUES

## MINÉRALES

EMPLOYÉES DANS LA MÉDECINE

ET DANS LES ARTS,

D'APRÈS LA MÉTHODE DICHOTOMIQUE;

PAR ED. LANGLEBERT.

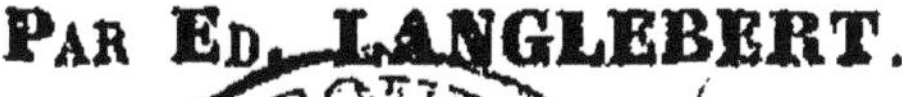

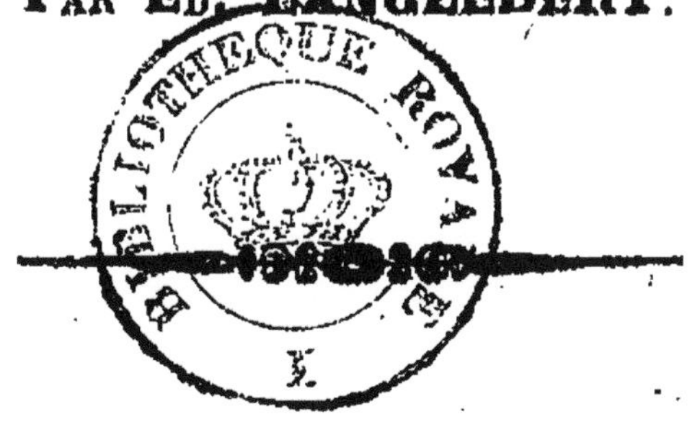


## PARIS,

EUGÈNE ANDRÉ, LIBRAIRE-ÉDITEUR,

RUE SORBONNE, 14,

EN FACE L'ACADÉMIE.

———

1840.

# PRÉFACE.

Les personnes qui cultivent l'étude de la botanique ont pu depuis long-temps apprécier le mérite d'une méthode analytique introduite dans la science par le célèbre naturaliste De Lamarck. Cette méthode, ou plutôt cet ingénieux système d'analyse a pour but de faire arriver l'élève au nom d'une plante qui lui est inconnue, en ne présentant successivement à son esprit que deux caractères contradictoires entre lesquels il doit choisir. Or, l'avantage qui résulte d'une telle disposition, c'est de rendre l'observation plus sûre et plus facile, et de faire disparaître cette hésitation que l'on éprouve toujours, quand, peu familier avec la science des végétaux, on cherche à déterminer les êtres dont elle s'occupe à l'aide des autres méthodes.

Frappés de la simplicité de ce système, nous avons tenté de l'introduire dans une autre branche des connaissances humaines, en l'appliquant à l'analyse des substances chimiques employées dans les arts et dans la médecine.

Pour mettre ce travail à exécution, des obstacles tenant à la classification admise en chimie étaient à vaincre; et plus d'une fois nous avons été forcés, pour satisfaire aux exigences de la méthode, de rompre l'ordre dans lequel les corps doivent être classés, ou d'en nommer quelques uns sans

usages dans les arts et dans la médecine.
Mais comme notre livre est surtout destiné
à la détermination des substances, un ar-
rangement naturel n'était pas de rigueur et
pouvait être sacrifié à la clarté et à la pré-
cision nécessaires à l'analyse.

Adoptant la classification chimique suivie
de nos jours, nous avons divisé l'ouvrage en
trois parties; et chacune de ces parties en
deux sections : la première partie comprend
le tableau analytique des corps simples,
métalloïdes et métaux ; la seconde, celui des
corps simples entre eux ; la troisième, celui
des sels subdivisés en genres et en espèces.
Enfin, sous le nom d'appendice, un dernier
chapitre contient les caractères des principales dissolutions salines avec les couleurs
des précipités placées en regard du texte.

Nous avons choisi pour caractères distinc-
tifs des corps leurs propriétés les plus sail-
lantes et les plus faciles à constater, telles que

l'état solide, liquide ou gazeux, la couleur, la saveur, l'odeur, la solubilité dans l'eau ou dans l'alcool, l'action de la chaleur, de l'oxigène et des meilleurs réactifs, etc. Les opérations ou manipulations qui ont été indiquées dans le cours de l'ouvrage, sont toutes d'une facile exécution et n'exigent qu'un petit nombre d'appareils. Enfin nous avons fait tous nos efforts pour que notre livre devînt un guide indispensable à toutes les personnes qui s'occupent d'études chimiques.

Il nous reste maintenant à exposer la marche que l'on devra suivre pour arriver à la détermination d'un corps.

La première observation à faire doit avoir pour but de connaître dans quelle partie de l'ouvrage il convient de chercher la substance que l'on veut examiner. Or, les caractères généraux que nous avons assignés à chaque classe serviront à résoudre cette question; et pour prévenir toute incertitude, nous allons entrer dans quelques détails que nous croyons nécessaires.

Si le corps à analyser est un gaz, on en prendra une petite quantité sur laquelle on expérimentera d'abord pour savoir s'il n'est pas un des quatre ( *oxigène*, *hydrogène*, *chlore* et *azote*) décrits dans la première partie du livre; si le résultat de cette épreuve est négatif, on devra se rendre à la seconde partie dans laquelle les caractères et les noms des autres gaz ont été exposés.

Si le corps est liquide et s'il est incolore, on le cherchera parmi les combinaisons des mé-talloïdes; s'il est dense, brillant et opaque, ce sera un métal; s'il est coloré en rouge, on devra s'assurer si cette substance est du *brôme* ou de l'acide *hypo-azotique* : les caractères du premier sont décrits dans la section des métalloïdes; ceux du second, dans les combinaisons métalloïdiques.

Enfin si le corps est solide , ses propriétés physiques suffiront souvent pour trouver la place qu'il occupe dans notre analyse.

Ainsi, à leur brillant et à leur éclat, à leur densité qui, excepté celle du potassium et du sodium, est toujours très grande, on distinguera facilement les métaux ; à leurs formes cristallines, à leur couleur et surtout à leur saveur, lorsqu'ils sont sapides, on reconnaîtra presque toujours les sels ; les acides et les oxides pourront être également distingués, etc. Mais lorsque ces caractères seront insuffisans, il faudra avoir recours aux propriétés chimiques que nous avons indiquées.

Quand on aura de cette manière déterminé la classe à laquelle se rapporte la substance dont on veut savoir le nom, on lira avec attention les deux phrases caractéristiques contenues dans la première accolade ; on se rendra ensuite au numéro exposé à la fin de la phrase que l'on adoptera, et qui devra par conséquent exprimer les caractères de la substance que l'on aura sous les yeux. On continuera ainsi jusqu'à ce que l'on arrive à sa dénomination. Si le corps à examiner est un sel, on cherchera d'abord le nom du genre, lequel sera suivi d'un numéro entre parenthèses qui renverra à la description des espèces.

Nous avons adopté la nouvelle nomenclature modifiée dans ces derniers temps par M. Thenard, et nous avons eu soin d'indiquer le nom vulgaire des substances à côté de leurs noms scientifiques.

# TABLEAU ANALYTIQUE

## DES

# SUBSTANCES CHIMIQUES

## MINÉRALES

## EMPLOYÉES DANS LA MÉDECINE

## ET DANS LES ARTS.

---

# Première partie.

———

## TABLEAU ANALYTIQUE DES CORPS SIMPLES.

———

Il existe un certain nombre de corps dont on n'a pu retirer qu'une seule sorte de matière : on les appelle *corps simples* ou *élémens*. Ces corps, soit isolés, soit combinés ensemble dans des proportions déterminées, forment toutes les substances que nous connaissons.

Dans l'état actuel de la science, on compte cinquante-cinq *élémens* (1), que l'on divise en deux sections : celle des *métalloïdes* et celle des *métaux*.

Nous commencerons par les métalloïdes.

(1) Un nouveau métal, le *Lantane*, vient d'être récemment découvert.

# SECTION PREMIÈRE.



Corps mauvais conducteurs du calorique et de l'électricité, n'ayant ni l'éclat, ni la ténacité, ni la densité de la plupart des métaux, pouvant se combiner avec l'oxigène et former des oxides incapables de s'unir aux acides et de les neutraliser.

Ces corps, au nombre de treize, en y comprenant l'oxigène, sont classés suivant leur degré d'affinité pour celui-ci, dans l'ordre suivant : oxigène, hydrogène, bore, silicium, carbone, phosphore, soufre, sélénium, chlore, iode, brôme, fluor, azote.

1 { Substance gazeuse à la température ordinaire .......................... 2
{ Substance liquide ou solide ............ 5

2 {
Gaz jaune-verdâtre, d'une odeur forte et suffocante, légèrement soluble dans l'eau ; attaquant le mercure à la température ordinaire, détruisant toutes les couleurs végétales et animales, n'éprouvant aucune altération à une température quelconque... (CHLORE.)
Gaz incolore.. . . . . . . . . . . . . . 3

3 {
Gaz rallumant une bougie présentant quelques points en ignition ; très peu soluble dans l'eau, inodore, insipide . . . . . . . . . (OXIGÈNE.)
Gaz éteignant une bougie allumée..    4

Gaz inflammable au contact de l'air et d'une bougie allumée, brûlant avec une flamme pâle, et laissant après sa combustion un produit qui ne trouble pas l'eau de chaux et ne rougit pas la teinture de tournesol (1) . . . . . . (HYDROGÈNE.)
Gaz non inflammable au contact de l'air et d'une bougie allumée, ne troublant pas l'eau de chaux, ne rougissant pas la teinture de tournesol, inodore, insipide. (AZOTE.)

---

(1) Ce produit n'est autre chose que de l'eau, résultant de la combinaison de deux volumes d'hydrogène avec un volume d'oxigène.

5 { Substance liquide, d'une couleur rougeâtre, d'une odeur forte, analogue à celle du chlore ; se réduisant facilement en vapeurs rouges, détruisant les couleurs végétales, très soluble dans l'éther sulfurique................. (BRÔME.)
Substance solide................... 6

6 { Substance fusible et volatile........ 7
Substance infusible et fixe.......... 9

7 { Substance lumineuse dans l'obscurité, plus ou moins transparente, ductile, facile à couper, fusible à environ 43°, répandant des vapeurs blanches dans l'air humide à la température ordinaire, s'enflammant en brûlant avec énergie quand on en approche un corps en combustion...... (PHOSPHORE.)
Substance non lumineuse dans l'obscurité............................. 8

8 { Substance jaune-citron, très friable, insipide, fusible à 108° ; brûlant dans l'air avec une flamme bleuâtre, et se transformant tout entière en un gaz acide dont l'odeur est très vive et très remarquable (1). ............. (SOUFRE.)

---

(1) Acide sulfureux.

8 { Substance d'une couleur bleuâtre, d'un aspect métallique, d'une odeur forte qui a quelque analogie avec celle du chlore ; répandant, lorsqu'on la chauffe dans un matras, de belles vapeurs violettes, qui, par le refroidissement, se condensent sur les parois du vase en lamelles cristallines ; légèrement soluble dans l'eau, et communiquant à ce liquide la propriété de colorer en bleu une dissolution d'amidon. . . . . . . . . . . . . . . . . (IODE.)

9 { Substance noire, amorphe ou sous la forme de cristaux limpides très brillans et d'une dureté telle, qu'ils raient tous les corps sans être rayés par aucun d'eux ; insipide, inodore, brûlant avec dégagement de lumière lorsqu'on élève sa température au contact de l'air ou de l'oxigène, et se transformant tout entière en un acide gazeux qui jouit de la propriété de troubler l'eau de chaux (1). (CARBONE (2).)

(1) Acide carbonique.
(2) Le carbone cristallisé porte le nom de diamant.

9 { Substance d'un brun verdâtre, insipide, inodore, pulvérulente, capable d'absorber l'oxigène à une température élevée et de donner naissance à un acide vitrifiable(1).
.................... (BORE.)

---

(1) Acide borique.

# SECTION II.



—

Corps bons conducteurs du calorique et de l'électricité, doués d'une opacité presque complète, brillans, susceptibles de prendre un beau poli, de se combiner avec l'oxigène, et de donner naissance à des oxides capables pour la plupart de s'unir aux acides et de les neutraliser.

Ces corps, au nombre de quarante-deux, ont été divisés en plusieurs classes, fondées sur le degré d'affinité qu'ils ont pour l'oxigène.

1 { Métal plus léger que l'eau, décomposant ce liquide à la température ordinaire avec effervescence et dégagement d'hydrogène ; se trans-

1 {
formant en un oxide alcalin soluble, que l'on reconnaît à la propriété dont il jouit de verdir le
sirop de violettes et de ramener au
bleu la teinture de tournesol rougie par les acides.................... 2

Métal plus pesant que l'eau et ne décomposant pas ce liquide à la température ordinaire ................. 3

2 {
Métal d'un blanc grisâtre, mou,
ductile, s'enflammant spontanément au contact de l'eau, et
laissant, après en avoir opéré la
décomposition, un oxide, qui préalablement saturé par un acide, est
précipité en jaune par une dissolution concentrée de chlorure de
platine.............(POTASSIUM.)

Métal doué des mêmes propriétés
physiques, mais ne s'enflammant
pas spontanément au contact de
l'eau (1), et dont l'oxide placé
dans les mêmes conditions que le
précédent, ne donne pas de précipité.................... (SODIUM.)

______________

(1) Si le métal s'attachait aux parois du vase dans lequel on fait l'expérience, il pourrait cependant y avoir
inflammation spontanée.

$3\begin{cases}\end{cases}$ Métal se dissolvant à la température ordinaire dans l'acide sulfurique étendu d'eau, avec effervescence et dégagement d'hydrogène.... 4
Métal ne s'y dissolvant pas.......... 6

$4\begin{cases}\end{cases}$ Métal dont la dissolution dans l'acide sulfurique est colorée en vert, et acquiert par l'addition d'un petit excès de chlore, la propriété de former un précipité bleu avec le cyanure jaune de fer et de potassium; métal dur, très ductile, d'une tenacité extrême............(FER.)
Métal dont la dissolution dans l'acide sulfurique est incolore........... 5

$5\begin{cases}\end{cases}$ Métal d'un blanc bleuâtre, d'une texture lamelleuse, ductile, malléable, entrant en fusion au-dessous de la chaleur rouge, se volatilisant à une température plus élevée; brûlant lorsqu'on le chauffe au contact de l'air avec une flamme verdâtre, et se transformant en un oxide blanc qui, sous la forme de légers flocons, reste long-temps suspendu dans l'atmosphère. (ZINC.)
Métal d'un gris blanc, dur, cassant, grenu, ne fondant qu'à la température la plus élevée que peuvent

5 { produire les meilleures forges ; non volatil, et dont la dissolution dans l'acide sulfurique forme, avec la potasse, un précipité qui devient à l'air jaunâtre, rouge-brun et noir............... (Manganèse (1).)

6 { Métal attaqué par l'acide azotique à la température ordinaire ou à l'aide de la chaleur................... 7

Métal sur lequel l'acide azotique bouillant est sans action, mais que l'eau régale dissout............... 16

7 { Métal que l'acide azotique convertit en une poudre blanche ou légèrement jaunâtre................. 8

Métal dissous en entier par l'acide azotique................... 9

8 { Métal blanc, malléable, fusible à la température de 240°, non volatil ; se dissolvant à l'aide de la chaleur dans l'acide chlorhydrique avec

---

(1) A côté du fer, du zinc et du manganèse, nous aurions dû peut-être placer le *nickel* et le *cobalt*, qui se dissolvent également dans l'acide sulfurique étendu. Mais l'action qu'ils exercent sur cet acide est excessivement faible et peu appréciable, à moins qu'ils ne soient très divisés : c'est pourquoi nous les avons rangés dans la seconde catégorie.

dégagement d'hydrogène, et se convertissant en un chlorure qui forme avec celui d'or un précipité pourpre................. (ÉTAIN.)

8 { Métal blanc-bleuâtre, cassant, d'une texture lamelleuse, formant dans l'eau régale une dissolution que l'eau précipite en blanc, et l'acide sulfhydrique en rouge orangé. ..................... (ANTIMOINE.)

9 { Métal formant dans l'acide azotique une dissolution colorée.......... 10
Métal dont la dissolution dans l'acide azotique est incolore............ 12

10 { Métal rouge, brillant, très ductile et très malléable, colorant en bleu verdâtre l'acide azotique.(CUIVRE.)
Métal blanc........................ 11

11 { Métal très ductile, d'une texture fibreuse, colorant l'acide azotique en vert-pré ; sensible au barreau aimanté............... (NICKEL.)
Métal dur, cassant, colorant l'acide azotique en rouge violet ; un peu moins sensible que le précédent au barreau aimanté..... (COBALT.)

12 { Métal volatil à une température peu élevée.......................... 13
Métal non volatil.................. 14

13 { Métal liquide à la température ordinaire, très brillant, pouvant bouillir et se volatiliser au-dessous de la chaleur rouge (360°). (MERCURE.)
Métal solide, gris d'acier, fragile, d'une texture grenue, se sublimant sans entrer en fusion à la température de 180°, cristallisant en tétraèdres, brûlant lorsqu'on le chauffe au contact de l'air en répandant des vapeurs blanches qui exhalent, près du point d'où elles émanent, une forte odeur d'ail. ................. (ARSENIC.)

14 { Métal formant dans l'acide azotique une dissolution que l'eau précipite en blanc, l'acide sulfhydrique en noir; métal blanc-jaunâtre, d'une texture lamelleuse, très fusible, cristallisant avec la plus grande facilité, et affectant la forme cubique ................ (BISMUTH.)
Métal dont la dissolution dans l'acide azotique n'est pas précipitée en blanc par l'eau................ 15

15 { Métal blanc, très brillant, ductile, dont la dissolution dans l'acide azotique forme avec l'acide chlorhydrique un précipité blanc, caille-

15 { boté, insoluble dans l'eau et l'acide azotique, très soluble dans l'ammoniaque........ (ARGENT.)
Métal blanc-bleuâtre, mou, très malléable, très fusible, dont la dissolution dans l'acide azotique est précipitée en blanc par l'acide sulfurique, en noir par l'acide sulfhydrique, en jaune par l'iodure de potassium ............. (PLOMB.)

16 { Métal jaune, très brillant, d'une ductilité et d'une malléabilité extrêmes, sur lequel l'oxigène est sans action, à quelque température que ce soit, et dont la dissolution dans l'eau régale est précipitée en pourpre par un mélange de proto-chlorure et de bi-chlorure d'étain (1).
................... (OR.)
Métal presque aussi blanc que l'argent, ductile, malléable, inattaquable par l'oxigène à quelque température que ce soit, dont la dissolution dans l'eau régale précipite en jaune les sels de potasse.
................. (PLATINE.)

---

(1) Ce précipité est connu sous le nom de *pourpre de Cassius.*

# Seconde partie.



TABLEAU ANALYTIQUE DES COMPOSÉS BINAIRES QUI RÉSULTENT DE LA COMBINAISON DES CORPS SIMPLES AVEC L'OXIGÈNE ET DES CORPS SIMPLES ENTRE EUX.

Les corps simples se divisant, comme nous l'avons vu, en deux classes, celle des métalloïdes et celle des métaux, nous diviserons également en deux sections l'étude analytique de leurs composés : la première comprendra les combinaisons des métalloïdes, la seconde celles des métaux.

# SECTION PREMIÈRE.



L'oxigène en se combinant avec les métalloïdes, donne naissance à deux ordres de composés bien distincts : les *oxides* et les *acides*.

Les premiers ne rougissent point la teinture de tournesol, et sont incapables de s'unir aux acides et de les neutraliser.

Les autres, doués en général d'une saveur aigre ou caustique, de la propriété de rougir la teinture de tournesol, peuvent tous s'unir à la plupart des bases salifiables, et former avec elles de véritables sels.

Enfin les métalloïdes, tels que l'hydrogène, le soufre, le chlore, l'iode, etc., forment, en se combinant ensemble deux à deux, des composés qui jouissent de propriétés trop différentes pour que nous puissions leur donner des caractères généraux.

1 { Substance gazeuse à la température ordinaire....................... 2
{ Substance liquide ou solide........ 20

2 { Gaz absorbé par une dissolution étendue de potasse caustique.... 11
{ Gaz non absorbé par cette dissolution..................... 3

3 { Gaz inflammable au contact de l'air et d'une bougie allumée........ 4
{ Gaz non inflammable........... 9

4 { Gaz laissant après sa combustion un produit qui rougit très fortement la teinture de tournesol........ 5
{ Gaz laissant après sa combustion un produit qui ne rougit pas, ou ne rougit que très faiblement la teinture de tournesol............... 6

5 { Gaz s'enflammant spontanément au contact de l'air et répandant une odeur alliacée................. ....(HYDROGÈNE PERPHOSPHORÉ.)
{ Gaz ne s'enflammant pas spontanément au contact de l'air, répandant la même odeur que le précédant. (HYDROGÈNE PROTOPHOSPH.)

2*

6 { Gaz d'une odeur nauséabonde, laissant sur les parois de l'éprouvette où il brûle un dépôt brun-marron. ......(HYDROGÈNE ARSÉNIÉ (1).) Gaz laissant intacte l'éprouvette où il brûle et formant un produit qui trouble l'eau de chaux.........    7

7 { Gaz brûlant avec une flamme bleue. ............(OXIDE DE CARBONE.) Gaz brûlant avec une flamme blanche ou légèrement jaunâtre.....    8

8 { Gaz donnant naissance à un liquide oléagineux et disparaissant en entier, lorsqu'on le mélange sur l'eau et à la lumière diffuse avec un volume de chlore un peu plus grand que le sien................... ..... (HYDROGÈNE BI-CARBONÉ.) Gaz ne formant pas avec le chlore de gouttelettes oléagineuses....... .. (HYDROGÈNE PROTO-CARBONÉ.)

---

(1) L'arsenic, quoique généralement considéré comme un métal, jouit de propriétés qui le rapprochent beaucoup des métalloïdes; c'est pourquoi nous avons placé parmi les combinaisons métalloïdiques le composé qu'il forme avec l'hydrogène.

9 { Gaz se colorant subitement en rouge au contact de l'air, et se transformant en un acide qui rougit très fortement la teinture de tournesol (1).... (BIOXIDE D'AZOTE.)
Gaz ne se colorant pas au contact de l'air............................... 10

10 { Gaz rallumant une bougie présentant quelques points en ignition, d'une saveur sucrée, pouvant se dissoudre dans la moitié de son volume d'eau......................
...........(PROTOXIDE D'AZOTE.)
Gaz dans lequel une bougie allumée brûle comme à l'air libre, inodore, insipide. (AIR ATMOSPHÉRIQUE (1).)

11 { Gaz jaune-verdâtre, attaquant le mercure à la température ordinaire et se transformant à une température élevée, avec explosion et dégagement d'une vive lumière, en chlore et en oxigène...
........ (ACIDE HYPO-CHLORÉUX.)
Gaz incolore............................ 12

---

(1) Acide hypo-azotique.
(2) L'air atmosphérique placé ici parmi les combinaisons métalloïdiques, ne doit cependant pas être considéré comme tel : ce n'est en effet qu'un simple mélange d'oxigène et d'azote contenant quelques traces d'acide carbonique et de vapeur d'eau.

17 {
Gaz dont la dissolution aqueuse forme dans la dissolution d'azotate d'argent un précipité blanc, cailleboté, insoluble dans l'eau et dans l'acide azotique, très soluble dans l'ammoniaque . . . . . . . . . . . . . . . . . . . . . . . . . . . . . . . . (ACIDE CHLORHYDRIQUE.)

Gaz noircissant sur-le-champ le papier ou les substances organiques qu'on plonge dans le vase qui le renferme. . (ACIDE FLUO-BORIQUE.)

18 {
Gaz d'une odeur vive et pénétrante, ramenant au bleu la teinture de tournesol rougie par les acides, verdissant le sirop de violettes, très soluble dans l'eau. . . . . . . . . . . . . . . . . . . . . . . . . . . . (AMMONIAQUE.)

Gaz ne ramenant pas au bleu la teinture de tournesol rougie par les acides et ne verdissant pas le sirop de violettes. . . . . . . . . . . . . . . . . . 19

19 {
Gaz troublant l'eau de chaux, et formant avec elle un précipité soluble avec effervescence dans le vinaigre et l'acide chlorhydrique étendu. Ce précipité est également soluble dans un excès de ce gaz. . . . . . . . . . . . . . . . . . . . (ACIDE CARBONIQUE.)

Gaz rougissant fortement la teinture

24 { Liquide d'une odeur piquante, répandant à l'air des fumées blanches, attaquant fortement le verre à la température ordinaire..... ........ (ACIDE FLUORHYDRIQUE.) Liquide inodore, d'une consistance oléagineuse, n'ayant aucune action sur le verre à la température ordinaire, se décomposant lorsqu'on le met en contact avec du charbon, et qu'on élève sa température, en gaz acide sulfureux que l'on reconnaît à son odeur, et en gaz acide carbonique dont le caractère essentiel est de troubler l'eau de chaux...... (ACIDE SULFURIQUE.)

25 { Liquide se colorant en vert quand on le met en contact avec de la tournure de cuivre, et répandant à l'instant même des vapeurs rouges (1)....... (ACIDE AZOTIQUE.) Liquide ne formant pas de vapeurs rouges au contact du cuivre, se transformant, lorsqu'on élève sa

_______________

(1) Le gaz qui se produit dans cette circonstance est du bioxide d'azote qui par lui-même est incolore : mais au contact de l'air, il en absorbe l'oxigène, et passe aussitôt à l'état d'acide hypo-azotique.

25 { température jusqu'à l'ébullition, en acide sulfurique ou en acide sulfureux.......................
..... (ACIDE HYPO-SULFURIQUE.)

6 { Liquide incolore, s'enflammant au contact de l'air et d'une bougie allumée et se tranformant en acide carbonique et en acide sulfureux dont l'odeur est exactement celle du soufre en combustion.......
.......... (SULFURE DE CARBONE.)
Liquide non inflammable au contact de l'air et d'une bougie allumée..    27

27 { Liquide incolore, sans saveur, sans odeur, entrant en ébullition à 100°, se congelant à 0° sous la pression de 0$^m$,76..............
(EAU OU PROTOXIDE D'HYDROGÈNE.)
Liquide incolore, sans odeur, se décomposant en eau et en oxigène lorsqu'on élève sa température, ou qu'on le met en contact avec un grand nombre de métaux ou d'oxides métalliques réduits en poudre.. (BIOXIDE D'HYDROGÈNE.)

28 { Substance soluble dans l'eau.......    2❨
Substance insoluble................    3❨

29 { Substance se transformant en un verre incolore lorsqu'on élève sa température jusqu'au rouge..... 30
Substance non vitrifiable.......... 31

30 {
Substance inodore, très sapide, excessivement soluble dans l'eau, rougissant très fortement la teinture de tournesol, dont la combinaison avec la potasse ou la soude précipite en jaune par l'azotate d'argent. (ACIDE PHOSPHORIQUE.)

Substance inodore, peu sapide, peu soluble dans l'eau, ordinairement cristallisée en larges paillettes nacrées, rougissant faiblement la teinture de tournesol, communiquant à l'alcool la propriété de brûler avec une flamme verte...
................ (ACIDE BORIQUE.)

31 {
Substance répandant de belles vapeurs violettes quand on la projette sur des charbons incandescens.......... (ACIDE IODIQUE.)

Substance ne répandant pas de vapeurs violettes sur des charbons incandescens, cristallisant en longs prismes quadrilatères terminés par des sommets dièdres, troublant la dissolution de sulfate de chaux;

31 { se transformant en un mélange de parties égales d'acide carbonique et d'oxide de carbone lorsqu'on la met en contact avec de l'acide sulfurique et qu'on élève sa température......... (ACIDE OXALIQUE.)

32 { Substance rouge, répandant comme le phosphore des vapeurs blanches dans l'air, s'y enflammant avec facilité quand on en approche un corps en combustion, et se transformant en un acide solide qui rougit très fortement la teinture de tournesol (1)...............

.......... (OXIDE DE PHOSPHORE.)

Substance blanche, amorphe, ou cristallisée en prismes à six pans terminés par des pyramides à six faces ; donnant naissance à un verre incolore lorsqu'on la chauffe au chalumeau avec du carbonate de soude, attaquée à la température ordinaire par l'acide fluorhydrique qui forme avec elle un composé gazeux.. (ACIDE SILICIQUE.)

---

(1) Acide phosphorique.

# SECTION II.



Les métaux en s'unissant à l'oxigène, forment, comme les métalloïdes, des composés de deux ordres : les *oxides* et les *acides*.

Les oxides métalliques sont des corps solides, plus pesans que l'eau, blancs ou diversement colorés, en général ternes et pulvérulens, sans action sur la teinture de tournesol, se distinguant de la plupart des oxides métalloïdiques, par la propriété dont ils jouissent de s'unir aux acides et de former des sels.

Les acides métalliques sont tous solides,

inodores, rougissent la teinture de tournesol, et peuvent également former des sels en se combinant avec les bases.

1 {
Substance soluble dans l'eau...... 2
Substance insoluble (1)............ 8

2 {
Substance dont la dissolution dans l'eau verdit le sirop de violettes et ramène au bleu la teinture de tournesol rougie par les acides........ 3
Substance dont la dissolution aqueuse ne verdit pas le sirop de violettes et rougit la teinture de tournesol. 7

3 {
Substance formant dans l'acide carbonique liquide un précipité blanc. 4
Substance ne formant pas de précipité avec ce même acide (2)..... 6

4 {
Substance précipitant en blanc par l'acide sulfurique............... 5
Substance ne précipitant pas par l'acide sulfurique, blanche, causti-

---

(1) Parmi les substances que nous avons placées dans cette catégorie, il en est quelques unes qui se dissolvent dans l'eau; mais leur solubilité est si faible, que l'on peut, sans erreur sensible, les regarder comme insolubles.

(2) C'est sur les dissolutions aqueuses de ces substances qu'il convient d'expérimenter.

4 { tique, inaltérable à la température la plus élevée, se délitant et augmentant de volume au contact de l'air dont elle absorbe l'humidité et l'acide carbonique... (CHAUX.)

5 {

Substance blanche, caustique, dont la dissolution excessivement étendue précipite encore par l'acide sulfurique. . . ........ (BARYTE.)

Substance douée des mêmes propriétés physiques, mais dont la dissolution excessivement étendue ne précipite plus par l'acide sulfurique............. (STRONTIANE.)

6 {

Substance blanche, cassante, sans odeur, d'une saveur âcre, très caustique ; entrant en fusion au-dessous du rouge-cerise ; dont la dissolution dans l'eau précipite en jaune par le chlorure de platine. ................ ... (POTASSE.)

Substance jouissant des mêmes propriétés physiques, mais dont la dissolution dans l'eau ne précipite pas par le chlorure de platine. .................. (SOUDE.)

7 { Substance blanche, en fragmens le plus souvent opaques à l'extérieur,

7 { transparens au centre, inodore,
d'une saveur âpre; très volatile,
répandant une odeur alliacée
quand on la projette sur des
charbons incandescens, dont la
dissolution dans l'eau précipite
en vert le sulfate de cuivre ammo-
niacal, et forme avec l'acide sulfhydrique un précipité jaune, floconneux, soluble dans l'ammoniaque (1)..... (ACIDE ARSÉNIEUX.)
Substance blanche, inodore, d'une
saveur caustique ; répandant la
même odeur que la précédente au
contact de charbons-incandescens,
dont la dissolution dans l'eau forme
avec le sulfate de cuivre ammo-
niacal un précipité blanc-bleuâtre.
............ (ACIDE ARSÉNIQUE.)

8 { Substance blanche................ 9
Substance colorée................ 13

9 { Substance n'éprouvant aucune décomposition et ne laissant dégager
aucun gaz lorsqu'on la chauffe
fortement avec du charbon..... 10

---

(1) Pour que le précipité s'opère instantanément, il est nécessaire d'ajouter à la liqueur quelques gouttes d'acide chlorhydrique.

9 { Substance se décomposant et laissant dégager du gaz acide carbonique ou de l'oxide de carbone.. 11

10 {
Substance très légère, douce au toucher, verdissant le sirop de violettes.............. (MAGNÉSIE.)
Substance douée des mêmes propriétés physiques, sans action sur le sirop de violettes. . (ALUMINE.)

11 {
Substance soluble dans l'acide azotique, dont la dissolution dans cet acide précipite en blanc par l'acide sulfhydrique ; substance douce au toucher, légère, insipide, inodore. ............ (PROTOXIDE DE ZINC.)
Substance insoluble dans l'acide azotique................. 12

12 {
Substance très dense, devenant jaune et même brune lorsqu'on élève sa température, et reprenant sa couleur blanche par le refroidissement ; infusible, très soluble dans la potasse ou la soude.............. (BIOXIDE D'ÉTAIN.)
Substance fusible et volatile, dont la dissolution dans l'acide chlorhydrique précipite en blanc par l'eau,

12 { et en rouge orangé par l'acide sulf-hydrique ...................... ...... (Protoxide d'antimoine.)

13 { Substance se décomposant et laissant dégager de l'oxigène quand on l'expose à une haute température........................... 14
Substance indécomposable par la chaleur........................ 16

14 { Substance brune, presque noire, se décomposant lorsqu'on la chauffe légèrement avec de l'acide chlorhydrique, en donnant naissance à un abondant dégagement de chlore (1).(Bioxide de manganèse)
Substance rouge ou jaune-rougeâtre. 15

15 { Substance pulvérulente, laissant pour résidu de sa décomposition par la chaleur une matière d'un jaune pâle, très fusible......... ................ (Minium.) (2)
Substance entièrement décomposée par la chaleur en oxigène qui se dégage et en mercure qui se volatilise.... (Bioxide de mercure.)

---

(1) Il se forme en outre de l'eau et un chlorure de manganèse.
(2) Composé de plomb et d'oxigène.

16 { Substance fusible à la température du rouge-brun, cristallisée en lames jaunes, brillantes, formant dans l'acide azotique une dissolution qui précipite en noir par l'acide sulfhydrique, en jaune par l'iodure de potassium...........
............... (LITHARGE.) (1)
Substance ne fondant qu'à une température beaucoup plus élevée.... 17

17 { Substance insoluble dans l'acide chlorhydrique, d'une belle couleur verte, colorant le borax en vert émeraude lorsqu'on l'expose avec ce corps à la flamme du chalumeau..... (OXIDE DE CHRÔME.)
Substance soluble dans l'acide chlorhydrique étendu............... 18

18 { Substance rouge, formant dans l'acide chlorhydrique étendu une dissolution que le cyanure jaune de fer et de potassium précipite en bleu et l'acide tannique en noir.
.......... (SESQUIOXIDE DE FER.)

---

(1) Protoxide de plomb fondu. Ce même oxide porte le nom de *massicot* lorsqu'il n'a pas éprouvé la fusion. Dans cet état, il est terne, pulvérulent, d'un jaune sale.

3*

18 { Substance brune, presque noire, formant dans l'acide chlorhydrique étendu une dissolution bleu-verdâtre, que la potasse, la soude ou l'ammoniaque précipitent en bleu (1), le cyanure jaune de fer et de potassium en rouge-brun. .......... (BIOXIDE DE CUIVRE.)

---

(1) Un excès d'ammoniaque redissout le précipité et forme une liqueur très limpide et d'un beau bleu céleste.

# Troisième partie.

## TABLEAU ANALYTIQUE DES SELS.

Les oxides métalliques, l'ammoniaque et les alcalis organiques, en s'unissant aux acides, donnent naissance à de nouveaux composés que l'on désigne sous le nom de *sels* (1).

Ce sont des corps solides, plus pesans que l'eau, solubles ou insolubles dans ce liquide,

---

(1) On donne encore ce nom à des combinaisons que les corps simples, tels que le chlore, le brôme, l'iode, etc., forment avec les métaux.

blancs ou diversement colorés, tous cristallisés ou susceptibles de l'être, la plupart inodores, sapides lorsqu'ils sont solubles.

Le nombre des sels étant très considérable,
il a fallu y établir des divisions. Ainsi, on a
réuni sous le nom de *genres*, tous ceux qui
ont le même acide ou le même principe *élec-
tro-négatif*, et qui par conséquent jouissent
de propriétés communes.

Nous diviserons leur étude analytique en
deux sections : la première comprendra celle
des genres ; la seconde, celle des espèces.

# SECTION PREMIÈRE.

## ANALYSE DES GENRES (1).

———

<table>
<tr><td rowspan="2">1</td><td>Sel faisant effervescence avec l'acide sulfurique à la température ordinaire ou à une température peu élevée....................</td><td>2</td></tr>
<tr><td>Sel ne faisant pas effervescence....</td><td>8</td></tr>
</table>

(1) Les sels insolubles ne pouvant se prêter facilement aux expériences nécessaires pour reconnaître leur acide, ou le *genre* auquel ils appartiennent, il sera convenable de les ramener à l'état de sels solubles, en les faisant bouillir pendant une heure avec 8 ou 10 parties d'eau distillée et 3 parties de carbonate de soude, ou en les chauffant au rouge dans un creuset avec de la potasse. On obtiendra de cette manière un sel soluble avec lequel on pourra faire toutes les recherches que nous allons indiquer.

2 { Sel laissant dégager un gaz coloré ou accompagné de vapeurs colorées..........................     3
Sel laissant dégager un gaz incolore.     4

3 { Sel donnant un gaz jaune-verdâtre, dont l'odeur a beaucoup d'analogie avec celle du chlore, et qui possède comme celui-ci la propriété de détruire les couleurs végétales........ (CHLORATE.) (7)
Sel donnant du gaz acide sulfureux que l'on reconnaît à son odeur, et répandant de belles vapeurs violettes.............(IODURE.) (11)

4 { Sel laissant dégager un gaz inflammable au contact de l'air et d'une bougie allumée, et dont l'odeur est la même que celle des œufs pourris......... (SULFURE.) (9)
Sel laissant dégager un gaz non inflammable .......................     5

5 { Sel donnant un gaz qui ne trouble pas la transparence de l'air, d'une odeur légèrement piquante, formant avec l'eau de chaux un précipité blanc soluble avec effervescence dans l'acide chlorhydrique.     6

5 { Sel donnant un gaz d'une odeur très piquante, excessivement soluble dans l'eau, et formant d'abondantes vapeurs blanches au contact de l'air.......................... 7

6 { Sel formant dans une dissolution de sulfate de magnésie un précipité blanc........... (CARBONATE.) (3)
Sel ne troublant pas cette même dissolution.... (BI-CARBONATE.) (4)

7 { Sel laissant dégager un gaz qui attaque fortement le verre à la température ordinaire.............. ............... (FLUORURE.) (12
Sel laissant dégager un gaz sans action sur le verre à la température ordinaire, formant avec l'azotate d'argent un précipité blanc, cailleboté, insoluble dans l'eau et dans l'acide azotique, soluble dans l'ammoniaque. Ce précipité brunit par par son exposition à la lumière... ............. (CHLORURE.) (10)

8 { Sel dont la dissolution aqueuse concentrée précipite par l'acide azotique............................. 12
Sel dont la dissolution aqueuse concentrée ne précipite pas par ce même acide...................... 9

9 { Sel formant un précipité avec l'azotate de baryte...................... 10
Sel ne formant pas de précipité, répandant au contact de l'acide sulfurique des vapeurs blanches et piquantes, qui deviennent subitement rouges quand on ajoute au mélange de la tournure de cuivre............. (AZOTATE.) (8)

10 { Sel formant avec l'azotate de baryte un précipité jaune pâle ; avec l'azotate d'argent, un précipité pourpre........... (CHRÔMATE.) (14)
Sel formant un précipité blanc..... 11

11 { Sel formant un précipité entièrement insoluble dans l'acide azotique pur.............. (SULFATE.) (6)
Sel formant un précipité soluble dans l'acide azotique ; avec l'azotate d'argent, un précipité jaune, soluble dans l'ammoniaque...................... (PHOSPHATE.) (5)

12 { Sel formant avec l'acide azotique un précipité blanc, *gélatineux*, se transformant en une poudre blanche qui n'est autre chose que de la silice pure, quand on l'évapore

12 {
à siccité et qu'on traite le résidu par l'eau........ (SILICATE.) (2)
Sel formant un précipité *non géla-tineux*...................... 13

13 {
Sel précipitant sous forme de paillettes nacrées, qui se fondent en un verre transparent quand on les expose à une température élevée, et communiquent à l'alcool la propriété de brûler avec une flamme verte........... (BORATE.) (1)
Sel formant un abondant précipité d'acide arsénieux que l'on reconnaîtra à l'odeur alliacée qu'il répand au contat de charbons incandescens.... (ARSÉNITE.) (13)

# SECTION II.

ANALYSE DES ESPÈCES.

## 1. GENRE BORATE.

*Caractères génériques.* Tous les borates sont insolubles, excepté quatre : ceux de potasse, de soude, de lithine et d'ammoniaque. Ces derniers dissous dans l'eau à l'aide de la chaleur, forment avec l'acide sulfurique ou chlorhydrique un précipité composé de cristaux lamelleux, que l'on reconnaîtra pour être de l'acide borique aux caractères suivans : exposés à une température élevée, ils se fondront en un verre transparent, presque insipide, fixe, beaucoup plus soluble dans l'eau bouillante que dans l'eau à la température.ordinaire, très sensiblement aussi soluble dans l'alcool. La dissolution aqueuse colorera la teinture de tournesol en rouge vineux ; saturée à chaud, elle laissera déposer l'acide sous forme de lames nacrées par le refroidissement. La dissolution alcoolique brûlera avec une flamme verte (1). — Il n'y a qu'un seul borate employé : c'est celui de soude.

1 {
Sel incolore, d'une saveur faiblement alcaline, verdissant le sirop de violettes, cristallisé tantôt en prismes hexaèdres, tantôt en octaèdres réguliers ; beaucoup plus soluble dans l'eau à chaud qu'à froid, légèrement efflorescent ; se transformant, lorsqu'on l'expose à une température élevée, en un verre limpide qui se ternit au contact de l'air ; ne répandant pas d'odeur ammoniacale lorsqu'on le triture avec de la chaux, et dont la dis-

(1) Si le borate était insoluble, on le traiterait par l'acide nitrique pour en obtenir l'acide borique qui, étant combiné avec la soude, donnerait un borate soluble, avec lequel on pourrait constater les caractères que nous venons d'indiquer.

$1 \begin{cases} \end{cases}$ solution aqueuse ne précipite pas par le chlorure de platine.......
... (BORATE DE SOUDE.) (*Borax.*)


## 2. GENRE SILICATE.


*Caractères génériques.* Tous les silicates sont insolubles, excepté ceux de potasse et de soude. Ces derniers dissous dans l'eau, forment avec l'acide azotique ou chlorhydrique un précipité *gélatineux* d'acide silicique. En évaporant ce précipité jusqu'à siccité, et traitant le résidu par l'eau, on obtient une poudre blanche qui n'est autre chose que de la silice pure (1).

Un grand nombre de silicates sont employés dans les arts ; tels sont les différentes espèces d'argiles, de verres, d'émaux, de pierres gemmes ou artificielles, de poteries, de mortiers, de cimens, etc... L'analyse de ces divers produits, dont la composition est souvent

---

(1) Si le silicate est insoluble, et c'est le cas le plus général, il suffit de le réduire en poudre très fine, de le mêler avec deux ou trois fois son poids de carbonate de potasse et de le chauffer plus ou moins fortement. On obtiendra ainsi un silicate soluble à base de potasse dont on pourra reconnaître l'acide à l'aide des caractères indiqués.

très compliquée, ne pouvant trouver place dans cet ouvrage, nous nous bornons à les mentionner, renvoyant pour leur étude spéciale au traité de chimie de M. Dumas, et au traité de minéralogie de M. Beudant.

### 3. GENRE CARBONATE.

*Caractères génériques.* Tous les carbonates sont insolubles, excepté trois : ceux de potasse, de soude et d'ammoniaque. Tous font effervescence avec l'acide azotique ou chlorhydrique étendu d'eau, et laissent dégager du gaz acide carbonique que l'on reconnaîtra aux propriétés suivantes : il est incolore, d'une odeur légèrement piquante, ne répand pas de vapeurs blanches au contact de l'air, et forme dans l'eau de chaux un précipité blanc qu'un excès d'acide redissout.

Tous les carbonates, excepté ceux de potasse, de soude, de lithine et d'ammoniaque, sont décomposés par la chaleur, encore ce dernier n'échappe-t-il à la décomposition que par sa grande volatilité.

Les carbonates solubles précipitent en blanc les sels de magnésie.

1 { Sel soluble dans l'eau.............. 2
{ Sel insoluble....... ............... 4

2 { Sel répandant une odeur ammoniacale très prononcée, excessivement volatil, blanc, caustique,
verdissant fortement le sirop de
violettes, très soluble dans l'eau
froide, insoluble dans l'eau bouillante à cause de sa volatilité....
............ (C. D'AMMONIAQUE.)
{ Sel inodore et fixe................ 3

3 { Sel dont la dissolution aqueuse précipite en jaune-serin par le chlorure de platine, *déliquescent*,
verdissant le sirop de violettes,
âcre, légèrement caustique, incolore........... (C. DE POTASSE.)
{ Sel dont la dissolution aqueuse ne
précipite pas par le chlorure de
platine, *efflorescent*, verdissant
le sirop de violettes, doué des mêmes propriétés physiques que le
précédent........ (C. DE SOUDE.)

4 { Sel formant dans l'acide azotique ou
chlorhydrique étendu d'eau, une
dissolution qui précipite par les
sulfures alcalins................ 6

4 { Sel dont la dissolution dans ces mêmes acides ne précipite pas par les
sulfures alcalins................ 5

5 { Sel blanc lorsqu'il est pur, tantôt
amorphe, tantôt cristallisé, se décomposant lorsqu'on le soumet à
une température élevée, en laissant pour résidu de la chaux que
l'on reconnaîtra, parce qu'elle est
légèrement soluble dans l'eau,
qu'elle verdit le sirop de violettes,
et que sa dissolution aqueuse précipite par l'acide carbonique liquide, et ne précipite pas par l'a-
cide sulfurique................
............... (C. DE CHAUX.)

Sel blanc, très léger, laissant pour
résidu de sa décomposition par la
chaleur, de la magnésie que l'on
reconnaîtra, parce qu'elle est insoluble dans l'eau et qu'elle verdit le sirop de violettes..........
............... (C. DE MAGNÉSIE.)

6 { Sel dont la dissolution dans l'acide
azotique forme avec l'acide sulfhydrique un précipité blanc-jaunâtre entièrement composé de
soufre ; avec le cyanure jaune de

6 {
fer et de potassium, un précipité
bleu foncé ; avec l'infusion de noix
de galle , un précipité noir ; sel
quelquefois blanc et cristallisé, le
plus souvent jaunâtre , brun ou
rouge d'ocre..... (C. DE FER.)
Sel dont la même dissolution forme
avec l'acide sulfhydrique un précipité noir..................... 7

7 {
Sel vert ou bleu, dont la dissolution
dans l'acide azotique précipite en
bleu par la potasse, la soude ou
l'ammoniaque (1) ; en rouge-brun,
par le cyanure jaune de fer et de
potassium...... (C. DE CUIVRE.)
Sel dense, sous la forme de poudre
blanche et compacte, formant dans
l'acide azotique ou chlorhydrique
une dissolution que l'acide sulfurique et les sulfates solubles précipitent en blanc ; l'iodure de potassium, en jaune............
............. (C. DE PLOMB.)

---

(1) Un excès d'ammoniaque redissout le précipité et
forme une liqueur limpide d'un beau bleu céleste.

## 4. GENRE BI-CARBONATE.

*Caractères génériques.* Tous les bi-carbonates sont solubles dans l'eau. Ils font une vive effervescence avec les acides, et dégagent, comme les carbonates, de l'acide carbonique que l'on reconnaîtra aux caractères que nous avons indiqués précédemment. Soumis à l'action de la chaleur, tous perdent une portion de leur acide. On les distinguera des carbonates, parce qu'ils ne troublent pas les dissolutions des sels de magnésie.

1 {

Sel dont la dissolution aqueuse précipite en jaune-serin par le chlorure de platine, d'une saveur légèrement alcaline, verdissant sensiblement le sirop de violettes, inaltérable à l'air...............

.............. (BI-C. DE POTASSE.)

Sel dont la dissolution aqueuse ne précipite pas par le chlorure de platine; jouissant à peu près des mêmes propriétés physiques que le précédent... (BI-C. DE SOUDE.)

4

## 5. GENRE PHOSPHATE.

*Caractères génériques.* Tous les phos-
phates sont insolubles, excepté ceux de potasse, de soude et d'ammoniaque. Ces derniers dissous dans l'eau forment avec l'azotate
d'argent un précipité jaune; avec les sels de
chaux solubles, un précipité blanc; avec
l'azotate de plomb, un précipité également
blanc, dont on peut extraire à l'aide de l'a-
cide sulfhydrique, de l'acide phosphorique
facilement reconnaissable.

Lorsque le sel est insoluble, on le convertit en sel soluble à base de potasse ou de soude,
par les moyens ordinaires.

1 { Sel soluble dans l'eau............... 2
  { Sel insoluble..................... 3

2 { Sel répandant une odeur ammoniacale quand on le triture avec de la
chaux; se décomposant lorsqu'on
l'expose à une température élevée,
en ammoniaque qui se dégage, et
en acide phosphorique qui reste
sous forme de verre fondu; blanc,

$2$ {
d'une saveur piquante, verdissant le sirop de violettes............ ............ (PH. D'AMMONIAQUE.)
Sel ne répandant pas d'odeur ammoniacale quand on le triture avec de la chaux, indécomposable par la chaleur; blanc, cristallisé en prismes obliques à bases rhombes, d'une saveur légèrement alcaline, verdissant le sirop de violettes, efflorescent .... (PH. DE SOUDE.)
}

$3$ {
Sel blanc, pulvérulent, insipide, soluble dans les acides azotique et chlorhydrique; transformé par l'acide sulfurique en un sel acide soluble dans l'eau, qui, convenablement calciné avec du charbon, donne beaucoup de phosphore, et dont la dissolution aqueuse précipite en blanc par l'acide oxalique. Ce précipité, recueilli et soumis à une température élevée, se décompose en laissant pour résidu de la chaux................. ...... (PH. DE CHAUX.) (*des os.*)
Sel bleu-violet, donnant naissance lorsqu'on le calcine avec l'hydrate d'alumine, à une matière d'une belle couleur bleue............. (PH. DE COBALT.) (*sesqui-basique.*)
}

## 6. GENRE SULFATE.

*Caractères génériques.* Tous les sulfates sont solubles dans l'eau, excepté ceux de baryte, d'étain, d'antimoine, de bismuth, de plomb, qui sont complétement insolubles, et ceux de strontiane, de chaux, d'yttria, de cérium, de mercure et d'argent, qui sont très peu solubles.

Tous les sulfates solubles forment avec l'azotate de baryte un précipité blanc insoluble dans l'eau et dans l'acide azotique pur.

Les sulfates insolubles, chauffés pendant quelque temps à la température de l'ébullition avec deux parties d'azotate de baryte dans huit à dix parties d'eau, sont également décomposés. Il en résulte un dépôt de sulfate de baryte qui, lavé, séché et calciné jusqu'au rouge avec un poids de charbon égal au sien, se transforme en un sulfure dont la saveur est la même que ceux des œufs pourris.

Aucun sulfate traité, soit à froid, soit à chaud, par l'acide sulfurique étendu d'eau, ne laisse dégager d'acide sulfureux.

1 { Sel soluble dans l'eau............ 2
  { Sel insoluble ou très peu soluble.... 9

$2\begin{cases}\end{cases}$ Sel coloré en bleu ou en vert....... 3
Sel incolore..................... 4

$3\begin{cases}\end{cases}$ Sel vert, dont la dissolution dans l'eau acquiert, par l'addition d'un petit excès de chlore, la propriété de précipiter en bleu foncé par le cyanure jaune de fer et de potassium ; en noir par l'infusion de noix de galle ; d'une saveur styptique, cristallisé en prismes rhomboïdaux obliques ; devenant incolore lorsqu'on lui enlève par la chaleur son eau de cristallisation, efflorescent...................... (S. DE FER.) (*Couperose verte.*)

Sel bleu, dont la dissolution aqueuse précipite en bleu par la potasse, la soude et l'ammoniaque (1) ; en rouge brun par le cyanure jaune de fer et de potassium ; très styptique, cristallisé en prismes obliques à base de parallélogramme obliquangle, devenant incolore, comme le précédent, lorsqu'on lui enlève par la chaleur son eau de

---

(1) Le précipité obtenu par l'ammoniaque se redissout sur-le-champ dans un excès de cet alcali, et forme une liqueur limpide, d'un bleu vif, qu'on appelle *eau céleste.*

4*

3 { cristallisation, légèrement efflorescent ...............................
(S. DE CUIVRE.) (*Couperose bleue.*)

4 {
Sel dont la dissolution aqueuse précipite en blanc par la potasse ou
la soude (1).......................... 5
Sel dont la dissolution aqueuse ne
précipite pas ........................ 7

5 {
Sel formant un précipité soluble dans
un excès d'alcali................... 6
Sel formant un précipité insoluble
dans un excès d'alcali ; dont la dissolution aqueuse précipite en blanc
par le phosphate d'ammoniaque ;
ne précipite pas à froid par les bi-
carbonates de potasse ou de soude,
mais forme à l'aide de la chaleur
un précipité blanc de carbonate ; sel
amer, cristallisé en prismes rectangulaires à quatre pans...........
(S. DE MAGNÉSIE.) (*Sel d'Epsom.*)

6 {
Sel dont la dissolution aqueuse forme
avec l'ammoniaque un précipité
blanc qu'un excès de cet alcali redissout ; avec l'acide sulfhydrique

---

(1) Pour que cette expérience ait un résultat certain
il ne faut verser dans la dissolution saline qu'une tré
petite quantité d'alcali.

6 { et les sulfures alcalins, un précipité également blanc; sel âcre, styptique, cristallisé en prismes rectangulaires à quatre pans, efflorescent ..............................
... (S. DE ZINC.) (*Vitriol blanc.*)
Sel dont la dissolution aqueuse forme avec l'ammoniaque un précipité insoluble dans un excès de cet alcali; avec le chlorure de platine, un précipité jaune serin; sel astringent, rougissant la teinture de tournesol, cristallisé en octaèdres, légèrement efflorescent...........
...(S. D'ALUMINE ET DE POTASSE.) (*Alun.*)

7 { Sel répandant une odeur ammoniacale quand on le triture avec de la chaux; cristallisé en petits prismes à six pans terminés par des pyramides à six faces, amer, très piquant........ (S. D'AMMONIAQUE.)
Sel ne répandant pas d'odeur ammoniacale quand on le triture avec de la chaux ....................  8

8 { Sel dont la dissolution aqueuse précipite en jaune serin par le chlorure de platine; légèrement amer,

8 {
cristallisé en prismes courts à quatre ou six pans terminés par des pyramides à quatre ou six faces, décrépitant au feu............... ............... (S. DE POTASSE.)
Sel dont la dissolution aqueuse ne précipite ni par le chlorure de platine, ni par l'acide sulfhydrique et les sulfures alcalins, ni par le cyanure jaune de fer et de potassium; sel très amer, cristallisé en longs prismes à six pans cannelés, terminés par des sommets dièdres, efflorescent........ (S. DE SOUDE.) (*Sel de Glauber.*)

9 {
Sel blanc, décomposé par l'eau en une poudre jaune qui se précipite, et en un sel acide qui se dissout dans la liqueur et cristallise en aiguilles par le refroidissement. Ce sel acide, repris par l'eau, précipite en jaune par la potasse ou la soude, en blanc par l'ammoniaque, en rouge vif par l'iodure de potassium. Une lame de cuivre plongée dans cette dissolution ne tarde pas à blanchir....................... ... (S. DE BIOXIDE DE MERCURE.)

Sel non décomposé par l'eau........ 10

10 { Sel donnant naissance, lorsqu'on le fait bouillir avec dix à douze fois son poids d'eau et une à deux fois son poids de carbonate de potasse, à un sulfate soluble qui reste dans la liqueur, et à un dépôt de carbonate insoluble, qui forme dans l'acide azotique ou chlorhydrique étendu d'eau, une dissolution non précipitée par l'acide sulfhydrique et les sulfures alcalins............ 11

Sel qui, transformé en carbonate par les moyens précédemment indiqués, forme dans les mêmes acides une dissolution précipitée en noir par l'acide sulfhydrique et les sulfures alcalins ; en blanc par l'acide sulfurique ; en jaune par l'iodure de potassium ; sel blanc, insipide, pulvérulent, incristallisable......
.................. (S. DE PLOMB.)

11 { Sel qui ramené à l'état de carbonate et convenablement calciné avec du charbon, laisse pour résidu de la *baryte*, que l'on reconnaîtra aux caractères suivans : sa dissolution aqueuse verdira le sirop de violettes et formera avec l'acide sulfurique un précipité blanc, in-

11 { soluble dans l'eau et dans l'acide azotique pur ; sel incolore, tantôt amorphe, tantôt cristallisé......

............ (S. DE BARYTE.)

Sel qui converti en carbonate et convenablement calciné, laisse pour résidu de la *chaux* que l'on reconnaîtra aux caractères suivans : elle formera dans l'eau une dissolution qui verdira le sirop de violettes, précipitera en blanc par l'acide carbonique liquide et ne précipitera pas par l'acide sulfurique ; sel blanc, insipide, légèrement soluble dans l'eau. (S. DE CHAUX.)

## 7. GENRE CHLORATE (1).

*Caractères génériques* Tous les chlorates sont insolubles dans l'eau, excepté celui de protoxide de mercure. Projetés sur des charbons incandescens, ils *fusent* et en activent beaucoup la combustion. Dissous dans l'eau

---

(1) Quelques auteurs appellent *chlorite* le genre que nous désignons ici sous le nom de chlorate, réservant cette dernière dénomination au genre *hyper-chlorate*.

et traités par l'acide sulfurique, ils se colorent en jaune et exhalent une forte odeur de chlore.

L'azotate d'argent ne trouble point leurs dissolutions. Un seul chlorate est employé : c'est celui de potasse.

1 { Sel blanc, d'une saveur fraîche et un peu acerbe, cristallisé en lames rhomboïdales, entrant en fusion au-dessous de la chaleur rouge, se décomposant et laissant dégager beaucoup de gaz oxigène pur quand on élève un peu plus sa température; dont la dissolution aqueuse précipite en jaune serin par le chlorure de platine........ ............. (CH. DE POTASSE.)

## 8. GENRE AZOTATE.

*Caractères génériques*. Tous les azotates sont solubles dans l'eau. Projetés sur des charbons incandescens, ils *fusent* et en activent la combustion. Traités par l'acide sulfurique concentré, ils laissent dégager des vapeurs blanches et piquantes : si l'on ajoute au mélange de l'eau et de la tournure de cuivre, il se produit aussitôt du gaz bioxide d'azote qui, au contact de l'air, se colore fortement en rouge en passant à l'état d'acide hypo-azotique.

<table>
<tr><td rowspan="2">1</td><td>Sel entièrement soluble dans l'eau..</td><td>2</td></tr>
<tr><td>Sel décomposé par l'eau en deux produits : un sel acide qui se dissout et un sous-sel qui se précipite .......................</td><td>8</td></tr>
<tr><td rowspan="2">2</td><td>Sel dont la dissolution aqueuse précipite par l'acide sulfhydrique et les sulfures alcalins..............</td><td>6</td></tr>
<tr><td>Sel dont la dissolution aqueuse ne précipite pas....................</td><td>3</td></tr>
<tr><td rowspan="2">3</td><td>Sel répandant une odeur ammoniacale quand on le triture avec de la chaux, entrant en fusion et se décomposant entièrement en eau et en protoxide d'azote quand on le soumet à l'action d'une douce chaleur; blanc, âcre, très piquant, cristallisé en longs prismes à six pans, brillans et satinés, légèrement déliquescent ..............<br>........... (AZ. D'AMMONIAQUE.)</td><td></td></tr>
<tr><td>Sel ne répandant pas d'odeur ammoniacale quand on le triture avec de la chaux......................</td><td>4</td></tr>
</table>

4 { Sel dont la dissolution aqueuse excessivement étendue forme avec l'acide sulfurique un précipité blanc entièrement insoluble dans l'eau et dans l'acide azotique ; sel blanc, d'une saveur âcre, cristallisé en octaèdres, inaltérable à l'air............(AZ. DE BARYTE.)

Sel dont la dissolution aqueuse très étendue ne précipite pas par l'acide sulfurique...................... 5

5 { Sel dont la dissolution aqueuse précipite en jaune serin par le chlorure de platine ; blanc, d'une saveur fraîche et piquante, cristallisé en longs prismes à six pans terminés par des sommets dièdres, déliquescent dans un air très humide, entrant en fusion à la température d'environ 350° c............ (AZ. DE POTASSE.) (*Nitre* ou *salpêtre*.)

Sel dont la dissolution aqueuse ne précipite pas par le chlorure de platine ; blanc, d'une saveur fraîche et piquante, cristallisé en prismes rhomboïdaux...................... (AZ. DE SOUDE.)

6 { Sel bleu, dont la dissolution aqueuse précipite en bleu par la potasse

6 { ou la soude, en noir par l'acide sulfhydrique, en rouge brun par le cyanure jaune de fer et de potassium ; sel âcre, caustique, cristallisé en parallélipipèdes allongés, légèrement déliquescent........ ............... (AZ. DE CUIVRE.)

Sel incolore ou quelquefois noirâtre.    7

7 { Sel dont la dissolution aqueuse forme avec la potasse ou la soude un précipité brun-olive; avec les arséniates, un précipité rouge-brique : avec l'acide chlorhydrique et les chlorures solubles, un précipité blanc, cailleboté, insoluble dans l'acide azotique, soluble dans l'ammoniaque (1) ; sel âcre et caustique, tachant la peau en violet, se présentant sous forme de cristaux lamelleux et incolores ou de petits cylindres noirâtres..... ............ (AZ. D'ARGENT (2).)

Sel dont la dissolution aqueuse précipite en noir par l'acide sulfhydrique et les sulfures alcalins, en

---

(1) Ce précipité brunit par l'action de la lumière.

(2) L'azotate d'argent fondu porte le nom de pierre infernale.

7 { blanc par l'acide sulfurique et les sulfates solubles, en jaune par l'iodure de potassium ; sel blanc, opaque, d'une saveur sucrée et âpre, cristallisé en octaèdres... ............... (Az. DE PLOMB.)

8 { Sel décomposé par l'eau en un sel acide qui se dissout, et en un sous-sel qui se précipite sous forme de flocons *blancs* (1); sel incolore, styptique, cristallisé en prismes quadrilatères. (Az. DE BISMUTH.)
Sel décomposé par l'eau en un sel acide qui se dissout, et en un sous-sel qui se précipite sous forme de poudre *jaune-verdâtre ;* sel blanc, très âcre, styptique, rougissant la teinture de tournesol.. ............... (Az. DE MERCURE.)

## 9. GENRE SULFURE.

*Caractères génériques.* Tous les sulfures sont insolubles dans l'eau, excepté ceux des

_______________

(1) Ce précipité est connu sous le nom de *blanc de fard ;* c'est du sous-azotate de bismuth.

métaux alcalins et ceux de magnésium et de glucinium.

Traités par l'acide chlorhydrique ou par l'acide sulfurique, la plupart se décomposent avec effervescence et laissent dégager du gaz acide sulfhydrique que l'on reconnaîtra à son odeur qui est la même que celle des œufs pourris.

Les sulfures que les acides chlorhydrique ou sulfurique ne peuvent attaquer, devront être calcinés dans un creuset avec de la potasse, et convertis de cette manière en sulfure de potassium soluble, dont on pourra facilement constater la nature.

1 {
Sel soluble dans l'eau, d'une couleur jaune-rougeâtre, d'une saveur âcre semblable à celle des œufs pourris, déliquescent, verdissant le sirop de violettes; décomposé par les acides avec dégagement de gaz sulfhydrique et dépôt de soufre très divisé; dont la dissolution aqueuse est troublée par l'azotate de baryte et par le chlorure de platine................. (QUINTI-SULFURE DE POTASSIUM (1).) (*Foie de soufre.*)

Sel insoluble........................ 2

________________

(1) Ce composé est formé de 131 parties de quinti-sul-

$2\begin{cases}\end{cases}$ Sel se volatilisant en entier et sans décomposition quand on l'expose en vases clos au degré de la chaleur rouge................... 3

Sel non volatil...................... 5

$3\begin{cases}\end{cases}$ Sel d'un beau rouge, brûlant au contact de l'air avec une flamme bleue et en répandant une odeur sulfureuse; laissant dégager des vapeurs mercurielles quand on le chauffe avec de la chaux ou du fer. (BI-S. DE MERCURE.) (*Cinabre* (1).)

Sel brûlant au contact de l'air avec une flamme bleuâtre, et en répandant une odeur à la fois sulfureuse et alliacée, due à la production simultanée d'acide sulfureux, d'acide arsénieux et d'arsenic métallique .............................. 4

$4\begin{cases}\end{cases}$ Sel rouge-orangé, inodore, insipide, à cassure conchoïdale, cristallisé en prismes obliques rhomboïdaux. (PROTO-S. D'ARSENIC.) (*Réalgar*.)

---

fure de potassium et de 31 parties de sulfate de potasse. C'est pourquoi l'azotate de baryte en trouble la dissolution.

(1) Ce composé porte encore le nom de *vermillon* lorsqu'il est réduit en poudre et d'un rouge vif.

4 { Sel d'un beau jaune d'or, ordinairement cristallisé en lames démi-transparentes, tendres et flexibles, qui, réunies en grand nombre, forment des masses plus ou moins compactes...................... (SESQUI-S. D'ARSENIC.) (*Orpiment.*)

5 { Sel décomposé par l'acide chlorhydrique à la température ordinaire ou à la température de l'ébullition avec dégagement d'acide sulfhydrique..........................   6
Sel sur lequel l'acide chlorhydrique froid ou bouillant est sans action ou n'en exerce qu'une très faible.   8

6 { Sel formant dans l'acide chlorhydrique une dissolution que l'eau précipite en blanc, l'acide sulfhydrique en rouge-orangé............   7
Sel transformé par l'acide chlorhydrique concentré et bouillant en un chlorure insoluble dans l'eau et dans l'acide azotique, soluble dans l'ammoniaque ; sel gris de plomb, doué de l'éclat métallique, cristallisé en cubes ou en octaèdres...... .............. (S. D'ARGENT.)

7 { Sel gris-bleuâtre, cristallisé en aiguilles rhomboïdales, d'un aspect
métallique, inaltérable au feu....
.............. (S. D'ANTIMOINE.)
Sel rouge-brun, pulvérulent, d'un
aspect velouté, se décolorant peu
à peu au contact de l'air, en partie
dissous, et complètement décoloré
par les alcalis........ (KERMÈS.)
(*Oxisulfure d'antimoine.*)

8 { Sel donnant naissance à un dégagement de soufre en vapeur quand
on le calcine plus ou moins fortement en vases clos............... 9
Sel inaltérable par la chaleur, ayant
l'aspect, la couleur et l'éclat du
plomb, cristallisé en cubes ou en
octaèdres, fondant facilement au
chalumeau en répandant une odeur
sulfureuse; se convertissant en
plomb métallique quand on le
projette avec un poids de litharge
égal au sien, dans un creuset in-
candescent. Un dégagement d'a-
cide sulfureux accompagne cette
réaction. (S. DE PLOMB.) (*Galène.*)

9 { Sel d'un beau jaune d'or, cristallisé
en lames hexagonales, laissant

après sa calcination en vases clos,
un résidu gris-bleuâtre et cristal-
lin, qui forme dans l'acide chlorhydrique une dissolution précipitée en pourpre par le chlorure
d'or, en brun-chocolat par l'acide
sulfhydrique......................
....(BI-S. D'ÉTAIN.) (*Or mussif.*)

9 Sel doué du brillant métallique ,
jaune ou d'un blanc-jaunâtre, cristallisé en cubes ou en prismes
rhomboïdaux, donnant des étin-
celles sous le choc du briquet,
s'altérant quelquefois à l'air, ab-
sorbant l'oxigène à une température élevée, et se transformant
tantôt en sulfate, tantôt en sesquioxide de fer... (BI-S. DE FER.)

## 10.ᵉ GENRE CHLORURE.

*Caractères génériques.* L'eau est décomposée à la température ordinaire par les per-
chlorures de manganèse, de chrôme, de
columbium, de tungstène et par les proto-
chlorures de tungstène, d'arsénic, d'antimoine
et de bismuth. Il en résulte tantôt de l'acide

chlorhydrique avec un acide ou un oxide métallique, tantôt un oxido-chlorure qui se précipite, et un chlorhydrate de chlorure soluble qui reste dans la liqueur.

Les autres chlorures sont solubles dans l'eau, excepté celui d'argent et les proto-chlorures de cuivre, de mercure, d'or et de platine.

Tous les chlorures solubles mis en contact avec l'acide sulfurique concentré, à la température ordinaire ou à une température peu élevée, font effervescence, et répandent dans l'air des vapeurs blanches et piquantes.

Leurs dissolutions aqueuses forment avec le nitrate d'argent, un précipité blanc, cail-leboté, insoluble dans l'eau et dans l'acide azotique pur, soluble dans l'ammoniaque. Ce précipité devient violet foncé par son exposition à la lumière.

Les chlorures insolubles devront être cal-cinés dans un creuset avec de la potasse, pour être convertis en chlorure de potas-sium soluble dont on pourra facilement con-stater la nature à l'aide des caractères indi-qués.

1 { Sel entièrement soluble dans l'eau.. 2
{ Sel insoluble dans l'eau ou décom-
{ posé par ce liquide en acide chlor-
{ hydrique qui reste dans la liqueur

1 { et en un oxide qui se précipite sous forme de flocons blancs.... 10

2 { Sel dont la dissolution aqueuse précipite par les sulfures alcalins... 7
Sel dont la dissolution aqueuse ne précipite pas................... 3

3 { Sel dont la dissolution aqueuse précipite par le carbonate de potasse. 4
Sel dont la dissolution aqueuse ne précipite pas.................... 5

4 { Sel donnant avec le carbonate de potasse un précipité qui, convenablement calciné avec du charbon, laisse pour résidu de la *baryte,* que l'on reconnaîtra aux caractères suivans : la dissolution aqueuse verdit le sirop de violettes et forme avec l'acide sulfurique, lors même qu'elle est excessivement étendue, un précipité entièrement insoluble dans l'eau et dans l'acide azotique pur; sel âcre, très piquant, cristallisé en larges prismes à quatre pans, incolore, inaltérable à l'air. (CH. DE BARIUM.)
Sel formant avec le carbonate de potasse un précipité qui, convenablement calciné, laisse pour ré-

4 { sidu de la *chaux*, que l'on reconnaîtra aux caractères suivans : sa
dissolution aqueuse verdit le sirop
de violettes, précipite par l'acide
carbonique liquide et ne précipite
pas par l'acide sulfurique ; sel âcre,
très piquant, difficilement cristal-
lisable, incolore, très déliquescent......... (CH. DE CALCIUM.)

5 { Sel répandant une odeur ammoniacale quand on le triture avec de
la chaux ; doué d'une saveur âcre
et piquante, incolore, cristallisé
en longues aiguilles prismatiques
qui se groupent comme les barbes
d'une plume ; fusible et volatil à
une température élevée, inaltérable à l'air...a.....(CHLORHYDRATE
D'AMMONIAQUE.) (*Sel ammoniac.*)
Sel ne répandant pas d'odeur ammoniacale quand on le triture avec
de la chaux.................... 6

6 { Sel dont la dissolution aqueuse précipite en jaune serin par le chlorure de platine, doué d'une saveur
piquante et amère, incolore, cristallisé en cubes ou en prismes
rectangulaires(CH. DE POTASSIUM.)

6 { Sel dont la dissolution aqueuse ne précipite pas par le chlorure de platine, d'une saveur bien connue, cristallisé en cubes, décrépitant au feu........................ .. (CH. DE SODIUM.) (*Sel marin.*)

7 { Sel incolore.......................... 8
Sel coloré en jaune ou en jaune-rougeâtre.......................... 9

8 { Sel dont la dissolution aqueuse forme avec la potasse ou la soude un précipité blanc soluble dans un excès d'alcali; avec les sulfures alcalins, un précipité brun-chocolat; avec le chlorure d'or, un précipité pourpre; sel styptique, rougissant la teinture de tournesol, cristallisé tantôt en aiguilles, tantôt en octaèdres................ ............. (PROTO-CH. D'ÉTAIN.)
Sel dont la dissolution aqueuse forme avec la potasse ou la soude un précipité jaune; avec l'iodure de potassium, un précipité d'un rouge vif; blanchissant une lame de cuivre mise en contact avec elle; sel doué d'une saveur excessivement âcre et caustique, volatil à une

8 { température peu élevée, cristallisé en aiguilles prismatiques, inaltérable à l'air.......... (BI-CH. DE MERCURE.) (*Sublimé co*

9 { Sel dont la dissolution aqueuse précipite en brun par le proto-sulfate de fer (1), en pourpre par le proto-chlorure d'étain ; sel jaune, d'une saveur très styptique, cristallisé en prismes quadrangulaires aiguillés, colorant l'épiderme en pourpre foncé...... (CH. D'OR.) 
Sel dont la dissolution aqueuse forme avec la potasse et les sels de potasse, l'ammoniaque et les sels ammoniacaux, un précipité jaune serin, grenu, adhérent au verre ; sel jaune-rougeâtre, d'une saveur styptique... (BI-CH. DE PLATINE.)

10 { Sel entièrement insoluble dans l'eau.   11
Sel décomposé par l'eau en acide chlorhydrique qui reste dans la liqueur et en un oxide qui se précipite sous forme de flocons blancs insolubles dans l'acide azotique ; sel incolore, demi-transparent,

_____________

(1) Ce précipité prend l'éclat de l'or par le frottement.

10 { très caustique, onctueux en appa-
rence, fusible au-dessous de la
température de l'eau bouillante,
volatil au-dessous de la chaleur
rouge .......... (PR.-CII. D'AN-
TIMOINE.) (*Beurre d'antimoine.*)

11 {
Sel répandant des vapeurs mercurielles quand on le calcine avec de
la potasse, se sublimant à une
température élevée et cristallisant
par cette voie en prismes quadrilatères terminés par des pyramides
à quatre faces, noircissant à la
lumière et par son contact avec
les alcalis............... (PR.-CII.
DE MERCURE.) (*Mercure doux.*)
Sel donnant de l'argent métallique
quand ou le calcine avec un poids
de potasse égal au sien; se colorant en violet foncé par l'action de
la lumière, soluble dans l'ammoniaque.......... (CH. D'ARGENT.)

## 11. GENRE IODURE.

*Caractères génériques.* Tous les iodures
sont solubles dans l'eau, excepté les protc-

iodures de plomb, de cuivre, de bismuth, d'argent, et les deux iodures de mercure. Le bi-iodure d'étain et le proto-iodure d'anti-moine sont transformés par ce liquide en acide iodhydrique soluble et en oxides qui se précipitent.

Les iodures solubles laissent précipiter de l'iode quand on verse peu à peu dans leurs dissolutions de l'eau chargée de chlore ; le précipité recueilli, séché et projeté sur des charbons incandescens, donne naissance à des vapeurs violettes.

Si l'iodure a été préalablement mélangé avec de l'amidon, la dissolution se colore en bleu plus ou moins foncé.

Enfin, les iodures solubles précipitent en rouge vif les sels de bioxide de mercure ; en jaune, les sels de plomb ; en blanc, les sels d'argent. Ce dernier précipité est insoluble dans l'ammoniaque.

Les iodures insolubles réduits en poudre et chauffés avec du bi-sulfate de potasse, laisse-ront dégager de l'iode qui apparaîtra avec la couleur qui le caractérise.

1 { Sel soluble dans l'eau............  2
  { Sel insoluble...................  3

2 { Sel dont la dissolution aqueuse pré-
  {   cipite en jaune serin par le chlo-

2 {

rure de platine, incolore, fusible
et volatil à une température élevée, cristallisé en prismes rectangulaires, à quatre pans, s'humec-
tant à l'air... (I. DE POTASSIUM.)
Sel dont la dissolution aqueuse ne
précipite ni par le chlorure de platine, ni par les carbonates et les
sulfures alcalins, ni par le cyanure
jaune de fer et de potassium ; sel
possédant à peu près les mêmes
propriétés physiques que le précédent............ (I. DE SODIUM.)

3 {

Sel vert, pulvérulent, répandant des
vapeurs mercurielles quand on le
calcine dans un creuset avec de la
potasse...........................
....... (PROTO-I. DE MERCURE.)
Sel d'un beau rouge, fusible, volatil,
soluble dans l'alcool ; répandant,
comme le précédent, des vapeurs
mercurielles quand on le calcine
dans un creuset avec de la potasse.
........... (BI-I. DE MERCURE.)

## 12. GENRE FLUORURE.

*Caractères génériques.* Un certain nombre de fluorures sont solubles dans l'eau : tels sont ceux de potassium, de sodium, d'argent, etc.; les autres sont complétement insolubles.

Mis en contact avec l'acide sulfurique concentré dans un creuset de platine ou de plomb, et soumis à une douce chaleur, tous répandent des vapeurs blanches et piquantes qui jouissent de la propriété de corroder une lame de verre que l'on expose à leur action.

Un seul fluorure est employé : c'est celui de calcium.

1 { Sel entièrement insoluble dans l'eau, de couleur variable, insipide, inodore, ordinairement cristallisé en cubes, devenant quelquefois lumineux dans l'obscurité quand on le chauffe sur une plaque métallique se fondant en un verre transparent, quand on le calcine dans un creuset ou qu'on l'expose à la flamme du chalumeau ......................
(F. DE CALCIUM.) (*Spath fluor.*)

### 13. GENRE ARSÉNITE.

*Caractères génériques*. Tous les arsénites sont insolubles, excepté ceux de potasse et de soude.

Ces derniers, dissous dans l'eau, forment avec l'acide azotique un précipité blanc que l'on reconnaîtra pour être de l'acide arsénieux, parce qu'étant recueilli, séché et projeté sur des charbons incandescens, il exhalera une forte odeur alliacée.

Les arsénites insolubles devront être convertis en arsénites solubles, en les faisant bouillir dans de l'eau distillée avec du carbonate de potasse ou de soude.

Un seul arsénite est employé, c'est celui de bioxide de cuivre.

1 { Sel vert, pulvérulent, insoluble dans l'eau, se décomposant et répandant une forte odeur alliacée lorsqu'on le met en contact avec des charbons incandescens..........(AR. DE CUIVRE.) (*Vert de Schéele.*)

## 14. GENRE CHRÔMATE.

*Caractères génériques.* Tous les chrômates sont insolubles, excepté ceux de potasse, de soude, de lithine, de strontiane, de chaux, de magnésie, d'yttria, de protoxide de manganèse, de protoxide de nickel, de peroxide d'urane et de bioxide de vanadium.

Ces derniers, dissous dans l'eau, forment avec l'azotate de plomb un précipité jaune ; avec l'azotate d'argent, un précipité pourpre ; avec l'azotate de protoxide de mercure, un précipité rouge-orangé. Ce dernier précipité, recueilli et calciné jusqu'au rouge, laisse de l'oxide vert de chrôme pour résidu.

Les chrômates insolubles devront être convertis en chrômates de potasse ou de soude par les moyens ordinaires.

1 { Sel formant dans l'eau une dissolution qui est troublée par le chlorure de platine ; d'une couleur jaune-citron, d'une saveur fraîche, amère et désagréable, cristallisé prismes rhomboïdaux, entrant en

1 {
fusion et prenant une légère teinte verte lorsqu'on l'expose à une température élevée..........
.............. (CH. DE POTASSE.)
Sel insoluble dans l'eau, d'un jaune vif et brillant, se convertissant, lorsqu'on le fait bouillir dans de l'eau distillée avec du carbonate de potasse, en un chrômate soluble qui reste dans la liqueur, et en un dépôt de carbonate qui forme dans l'acide azotique étendu une dissolution précipitée en noir par l'acide sulfhydrique, en blanc par l'acide sulfurique et les sulfates solubles, en jaune par l'iodure de potassium........ (CH. DE PLOMB.)
}

# APPENDICE.

Nous avons analysé les principaux genres de sels, ainsi que les espèces employées dans les arts et dans la médecine. Il nous reste maintenant à envisager ces corps sous un autre point de vue, en les groupant d'après leur base ou principe *électro-positif*. Nous allons donc exposer les caractères des principales dissolutions salines, et pour en rendre l'intelligence plus facile, nous placerons en regard du texte les couleurs des précipités que les réactifs y font naître.

## SELS DE POTASSE OU DE PROTOXIDE DE POTASSIUM.

### *Leurs dissolutions donnent :*

Avec le chlorure de platine concentré : pré-cipité jaune-serin de chlorure double de platine et de potassium, soluble dans une grande quantité d'eau...........

Avec l'acide chlorique : précipité blanc de chlorate très peu soluble.

Avec le sulfate d'alumine concentré : cris-taux d'alun qui se déposent bientôt.

Avec la potasse, la soude et l'ammoniaque caustiques ou carbonatés, le sulfure de po-tassium, le cyanure jaune de fer et de potas-sium, la noix de galle : précipité nul.

Tous les sels de potasse sont incolores, ex-cepté le chrômate; ils sont presque tous très solubles dans l'eau ; quelques uns même sont

déliquescens. Ces sels ne sont nullement vénéneux, à moins que la base ne soit unie à un
acide vénéneux par lui-même, comme les acides arsénieux, arsénique, etc.; ils agissent
ordinairement comme purgatifs.

## SELS DE SOUDE OU DE PROTOXIDE DE SODIUM.

Ils ressemblent beaucoup aux précédens
par l'ensemble de leurs propriétés; mais ils
en diffèrent parce que leurs dissolutions ne
précipitent par *aucun* des réactifs que nous
venons d'indiquer pour reconnaître les sels
de potasse. Ce n'est donc que par des caractères *négatifs* que l'on peut en déceler la
la présence; quelques uns sont efflorescens.

## SELS DE BARYTE OU DE PROTOXIDE DE BARIUM.

*Leurs dissolutions donnent :*

Avec l'acide sulfurique ou un sulfate soluble : précipité blanc de sulfate de baryte entièrement insoluble dans l'eau et dans l'acide azotique pur (1).

Avec les carbonates de potasse, de soude et d'ammoniaque : précipité blanc et floconneux de carbonate qui, recueilli, séché et calciné avec du charbon, laisse pour résidu de la baryte facilement reconnaissable aux caractères indiqués page 41.

Avec l'ammoniaque, la noix de galle, le cyanure jaune de fer et de potassium, le sulfure de potassium : point de précipité.

Les sels de baryte sont incolores, excepté le chrômate ; lorsqu'ils sont solubles, leur saveur est âcre et piquante ; ils sont vénéneux.

_______________________

(1) Dans une dissolution qui ne contiendrait que $\frac{1}{500000}$ d'un sel de baryte, on obtiendrait encore un précipité, tant est grande l'insolubilité du sulfate.

## SELS DE STRONTIANE.

*Leurs dissolutions donnent :*

Avec l'acide sulfurique : précipité blanc de sulfate de strontiane soluble dans une grande quantité d'eau (1).

Avec les carbonates de potasse, de soude et d'ammoniaque : précipité blanc, floconneux, de carbonate de strontiane.

Avec l'ammoniaque, les sulfures alcalins, la noix de galle, le cyanure jaune de fer et de potassium : point de précipité.

Les sels de strontiane sont incolores, excepté le chrômate; lorsqu'ils sont solubles, leur saveur est la même que celle qui appartient aux sels de baryte, auxquels ils ressemblent d'ailleurs beaucoup. Ils s'en distinguent par la belle flamme purpurine que donnent en

______

(1) Une dissolution très étendue ne donnerait pas de précipité.

brûlant leurs dissolutions alcooliques. Ajoutons que le chlorure de strontium cristallise en longues aiguilles, tandis que les cristaux de chlorure de barium sont des lames carrées.

## SELS DE CHAUX OU DE PROTOXIDE DE CALCIUM.

### *Leurs dissolutions donnent :*

Avec l'acide sulfurique et les sulfates solubles : précipité blanc soluble dans une grande quantité d'eau.

Avec l'acide oxalique et les oxalates de potasse, de soude et d'ammoniaque : précipité blanc entièrement insoluble dans l'eau. Ce précipité recueilli, séché et calciné, se décompose et laisse pour résidu de la chaux que l'on reconnaîtra facilement aux caractères indiqués page 41.

Avec la potasse et la soude : précipité blanc de chaux hydratée.

Avec les carbonates de potasse, de soude

et d'ammoniaque : précipité blanc de carbonate de chaux.

Avec l'ammoniaque, l'acide sulfhydrique, les sulfures alcalins, le cyanure jaune de fer et de potassium, la noix de galle : point de précipité.

Les sels de chaux sont incolores, excepté le chromate; ils ont une saveur amère et piquante.

## SELS AMMONIACAUX.

Tous les sels ammoniacaux sont solubles dans l'eau; ils ont une saveur piquante. Les carbonates de potasse et de soude, les sulfures alcalins, le cyanure jaune de fer et de potassium ne troublent pas leurs dissolutions. Exposés à l'action de la chaleur, ils éprouvent des modifications qui dépendent de la nature de leur acide : quand celui-ci est gazeux, le sel est volatil; quand il est fixe, l'ammoniaque s'en sépare et se dégage; quelquefois l'acide et la base réagissent l'un sur l'autre, et alors les produits variés prennent naissance ; tel est l'azotate d'ammoniaque qui, sous l'influence d'une température élevée, se décompose en eau et en protoxide d'azote. Mais le caractère essentiel des sels ammoniacaux est celui-ci : *triturés avec de la chaux, tous exhalent une vive odeur ammonicale facile à reconnaître.*

### SELS DE MAGNÉSIE.

## *Leurs dissolutions donnent :*

Avec les bi-carbonates de potasse ou de soude : à froid, précipité nul ; mais si l'on élève la température, un précipité blanc de carbonate de magnésie apparaît.

Avec les carbonates de potasse ou de soude : précipité blanc de carbonate de magnésie.

Avec la potasse et la soude caustiques : précipité blanc d'hydrate de magnésie insoluble dans un excès d'alcali.

Avec le phosphate d'ammoniaque : précipité blanc de phosphate ammoniaco-magnésien.

Avec les sulfures alcalins, le cyanure jaune de fer et de potassium, la noix de galle : point de précipité.

La couleur des sels de magnésie est nulle excepté celle du chrômate ; leur saveur est amère.

## SELS D'ALUMINE.

*Leurs dissolutions donnent :*

Avec la potasse ou la soude : précipité blanc d'hydrate d'alumine, soluble dans un excès d'alcali.

Avec l'ammoniaque : précipité blanc presque insoluble dans un excès d'alcali.

Avec une dissolution saturée de sulfate de potasse : formation de cristaux d'alun.

Les sels d'alumine sont incolores, excepté le chrômate qui est jaune; leur saveur est aigre et astringente. Chauffés fortement au chalumeau avec de l'azotate de cobalt, ils prennent une belle teinte bleu d'azur. En général, ils ont une réaction acide et une grande tendance à former des sels doubles.

## SELS DE PROTOXIDE DE MANGANÈSE.

### *Leurs dissolutions donnent :*

Avec la potasse ou la soude : précipité d'oxide de manganèse hydraté qui, d'abord blanc, devient bientôt au contact de l'air jaunâtre, rouge-brun et noir (1).....

Avec les carbonates alcalins : précipité blanc.

______

(1) En y versant quelques gouttes d'une dissolution de chlore, il devient noir sur-le-champ.

Avec l'acide sulfhydrique : point de pré-cipité.

Avec les protosulfures de potassium et de sodium : précipité de sulfure de manganèse légèrement rose.............................

Avec le cyanure jaune de fer et de potassium : précipité blanc (1).

Avec les oxalates de potasse ou de soude : précipité blanc, grenu.

Les sels de *protoxide* de manganèse sont incolores ou légèrement rosés (2); leur saveur est âcre et astringente; ils ne sont réduits ni par la pile ni par les métaux.

Les sels de *bioxide* de manganèse sont d'un rouge brun très intense; les alcalis les précipitent en brun de leurs dissolutions, et

---

(1) Ce précipité pourrait être plus ou moins bleu, si, comme il arrive souvent, le sel de manganèse contenait du fer.

(2) Cette coloration est due à une petite quantité d'un sel de deutoxide de manganèse qui s'y trouve souvent mélangé.

l'acide sulfureux les décolore complètement en les ramenant à l'état de sels de protoxide. Tous les corps avides d'oxigène peuvent produire le même effet.

## SELS DE FER.

Ces sels sont de deux ordres : ceux de *protoxide* et ceux de *sesquioxide* de fer. On les reconnaît tous parce que leurs dissolutions, *au contact de l'air* ou par *l'addition d'un peu de chlore*, forment avec l'infusion de noix de galle un précipité noir.

Avec le cyanure jaune de fer et de potassium, un précipité bleu.

Nous allons les étudier successivement.

## SELS DE PROTOXIDE.

*Leurs dissolutions donnent :*

Avec le cyanure jaune de fer et de potas-

sium : précipité blanc-verdâtre qui devient
bleu au contact de l'air..........

Avec la potasse ou la soude : précipité blanc
d'hydrate de protoxide de fer qui au contact
de l'air se convertit promptement en hydrate
de sesquioxide jaune-rougeâtre...

Avec l'acide sulfhydrique : point de précipité.

Avec les sulfures alcalins : précipité noir
de protosulfure de fer............

Avec la noix de galle : point de précipité;
mais si l'on ajoute un peu de chlore, un
précipité noir de tannate de fer apparaît
aussitôt.......................

Les sels de protoxide de fer ont une couleur
vert-émeraude quand ils sont cristallisés ou
dissous; leur saveur est astringente et ils ne
sont nullement vénéneux. Plusieurs sont employés en médecine. Leur caractère essentiel
est d'être avides d'oxigène et d'avoir une

grande tendance à se convertir en sels de sesquioxide.

## SELS DE SESQUIOXIDE.

*Leurs dissolutions donnent :*

Avec le cyanure jaune de fer et de potassium : précipité de bleu de prusse. ▮

Avec la potasse ou la soude : précipité d'hydrate de sesquioxide jaune-rougeâtre..
. . . . . . . . . . . . . . . . . . . . . . . ▮

Avec acide sulfhydrique : précipité de soufre, formation d'eau et de sel de protoxide.

Avec les sulfures alcalins : précipité noir de sulfure de fer. . . . . . . . . . . . . ▮

Avec la noix de galle : précipité noir de tannate de fer qui apparaît immédiatement. . . . . . . . . . . . . . . . . ▮

Les sels de sesquioxide de fer ont ordinairement une couleur jaune-rougeâtre plus ou moins foncée, et une saveur âpre, très astringente. Plusieurs sont insolubles dans l'eau ; mais tous se dissolvent dans l'acide chlorhydrique et agissent alors avec les réactifs de la même manière que les sels solubles.

## SELS DE ZINC.

*Leurs dissolutions donnent :*

Avec la potasse, la soude et l'ammoniaque : précipité blanc d'oxide de zinc hydraté, soluble dans un excès d'alcali.

Avec les carbonates alcalins : précipité blanc de carbonate de zinc, insoluble dans un excès de réactif.

Avec l'acide sulfhydrique : précipité blanc de sulfure de zinc hydraté (1).

_______________

(1) Si le sel est très acide, il ne se forme point de précipité.

Avec les monosulfures alcalins : même précipité.

Avec le cyanure jaune de fer et de potassium : précipité blanc.

Avec l'infusion de noix de galle : point de précipité.

Tous les sels de zinc sont incolores ; la plupart sont insolubles dans l'eau et ont une saveur âcre et métallique. Une lame de fer ou d'un autre métal ne peut les réduire.

## SELS D'ÉTAIN.

Les deux oxides d'étain se combinent avec les acides et donnent naissance à deux ordres de sels qui ont pour caractère commun d'être réduits par le zinc et le fer et de précipiter de l'étain à l'état métallique.

## SELS DE PROTOXIDE.

*Leurs dissolutions donnent :*

Avec la potasse ou la soude : précipité blanc d'hydrate de protoxide d'étain soluble dans un excès d'alcali.

Avec l'ammoniaque : même précipité, insoluble dans un excès d'alcali.

Avec l'acide sulfhydrique et les sulfures alcalins : précipité brun-chocolat de protosulfure hydraté....................

Avec le cyanure jaune de fer et de potassium : précipité blanc.

Avec le chlorure d'or : précipité pourpre.

Les sels de protoxide d'étain ont une grande tendance à réduire à un moindre degré d'oxidation, ou même à ramener à l'état métallique les différens sels au maximum ; ainsi les

sels de sesquioxide de fer et de bioxide de
cuivre sont transformés en sels de protoxide;
le bi-chlorure de mercure forme d'abord avec
ces sels un précipité blanc de proto-chlorure
de mercure, qui devient gris un instant après
et n'est plus que du mercure métallique.

La plupart de ces sels sont incolores; ils
ont une saveur astringente, métallique, très
désagréable. Un seul est important à connaître : c'est le proto-chlorure fréquemment
employé comme désoxidant.

### SELS DE BIOXIDE.

*Leurs dissolutions donnent :*

Avec la potasse ou la soude : précipité blanc
d'hydrate soluble dans un excès d'alcali.

Avec l'acide sulfhydrique et les sulfures alcalins : précipité jaune de bi-sulfure hydraté,
écailleux, brillant (1). . . . . . .

(1) Or mussif.

Avec le cyanure jaune de fer et de potassium : précipité blanc de cyanure d'étain ferrugineux.

Les sels de bioxide d'étain sont incolores ; leur saveur est à peu près la même que celle des précédens ; ils ne troublent ni les dissolutions d'or, ni celles de bi-chlorure de mercure, et n'opèrent la réduction d'aucun sel.

## SELS DE COBALT.

### *Leurs dissolutions donnent :*

Avec la potasse ou la soude : précipité bleu-violet d'hydrate de cobalt qui au contact de l'air passe au vert. . . . . . . . . .

Avec les carbonates alcalins : précipité rouge-pâle de carbonate de cobalt.

Avec le phosphate de soude : précipité bleu-violet. . . . . . . . . . . . . . . .

Avec l'arséniate de soude : précipité rose d'arséniate de cobalt. . . . . . . . . .

Avec l'acide sulfhydrique et les sulfures alcalins : précipité noir de protosulfure de cobalt (1). . . . . . . . . . . . . . . .

Avec le cyanure jaune de fer et de potassium : précipité vert sale de cyanure de cobalt ferrugineux. . . . . . . . . . .

Les sels de cobalt dissous ou cristallisés ont une couleur rose plus ou moins foncée : les sels insolubles ont une teinte rose-lilas ou bleu-violet; calcinés avec du borax, tous donnent naissance à un verre coloré en bleu.

---

(1) Si la liqueur était très acide, l'acide sulfhydrique n'y ferait naître aucun précipité.

## SELS DE NICKEL.

*Leurs dissolutions donnent :*

Avec la potasse ou la soude : précipité vert-pomme d'oxide hydraté insoluble dans un excès d'alcali. . . . . . . . . .

Avec l'acide sulfhydrique et les sulfures alcalins : précipité noir de sulfure hydraté (1).

. . . . . . . . . . . . . . . . . . . .

Avec le cyanure jaune de fer et de potassium : précipité blanc, tirant un peu sur le jaune-verdâtre, de cyanure de nickel ferrugineux.

Avec l'infusion de noix de galle : précipité blanchâtre et floconneux.

Les sels de nickel ont une couleur verte ou

---

(1) Si la liqueur est acide, elle ne précipite pas par l'acide sulfurique. Il en est de même, comme nous l'avons vu, pour les sels de cobalt.

d'un vert jaunâtre; leur saveur douce d'abo   d
laisse un arrière-goût âcre et métallique; ils
ont une grande tendance à former des sels
doubles avec les sels ammoniacaux et beaucoup d'autres sels.

## SELS D'ANTIMOINE.

### *Leurs dissolutions donnent :*

Avec la potasse, la soude et l'ammoniaque : précipité blanc d'hydrate de protoxide
d'antimoine.

Avec l'acide sulfhydrique et les sulfures
alcalins : précipité rouge-orangé de proto-
sulfure (1)..........................

Avec l'infusion de noix de galle : précipité

---

(1) Ce précipité est légèrement soluble dans l'ammoniaque *sans décoloration.* Ce caractère le distingue du
proto-sulfure d'arsenic qui se dissout également dans
l'ammoniaque, mais *en perdant sa couleur.*

blanc-grisâtre de tannate d'antimoine......
................................ 

Les sels de protoxide d'antimoine solubles ont une faible saveur métallique et sont tous plus ou moins vénéneux; ils produisent des vomissemens énergiques et agissent quelquefois comme purgatifs quand on les administre à petites doses. Leur meilleur neutralisant est le quinquina, qui, en raison du tannin qu'il renferme, forme avec ces sels un composé insoluble. L'infusion de noix de galle pourrait être également employée. Les chlorures d'antimoine sont décomposés par l'eau qui y forme un précipité blanc d'oxichlorure; mais ce liquide n'exerce aucune action sur les sels d'antimoine dont l'acide est de nature végétale.

## SELS DE BISMUTH.

*Leurs dissolutions donnent :*

Avec la potasse, la soude et l'ammoniaque : précipité blanc d'hydrate de bismuth.

Avec l'acide sulfhydrique et les sulfures alcalins : précipité noir de sulfure de bismuth ..............................

Avec le cyanure jaune de fer et de potassium : précipité blanc de cyanure de bismuth ferrugineux.

Avec l'iodure de potassium : précipité brun-marron...............................

Avec l'infusion de noix de galle : précipité jaune-orangé .....................

Les sels de bismuth sont presque tous incolores; leur saveur est métallique. La plupart sont décomposés par l'eau , qui forme avec eux un précipité blanc de sous-sel, et en même temps donne naissance à un sel très acide qui reste dissous. Le fer et le zinc opèrent la réduction de ces sels et en précipitent le bismuth à l'état métallique.

## SELS DE PLOMB.

### *Leurs dissolutions donnent :*

Avec la potasse ou la soude : précipité blanc d'oxide hydraté , soluble dans un grand excès d'alcali.

Avec les carbonates alcalins : précipité blanc de carbonate de plomb.

Avec l'acide sulfurique ou un sulfate soluble et dissous : précipité blanc de sulfate de plomb.

Avec l'acide sulfhydrique et les sulfures alcalins : précipité noir de proto-sulfure....

Avec le chromate de potasse : précipité de chromate de plomb d'un très beau jaune...

. . . . . . . . . . . . . . . . . . . . . . . . .

Avec le cyanure jaune de fer et de potassium : précipité blanc de cyanure de plomb ferrugineux.

Avec l'iodure de potassium : précipité d'iodure de plomb d'un jaune vif...

Avec l'infusion de noix de galle : précipité blanc.

Les sels de plomb sont incolores quand leur acide n'est pas coloré. Tous sont vénéneux et occasionnent, même à petite dose, des coliques connues sous le nom de *coliques de plomb* (1). Ceux qui se dissolvent dans l'eau ont une saveur sucrée d'abord, puis astringente. Une lame de fer ou de zinc plongée dans leurs dissolutions en précipite le plomb à l'état métallique.

_______________

(1) On les appelle encore *coliques des peintres*, *coliques saturnines.*

## SELS DE CUIVRE.

Ces sels sont de deux ordres : ceux d
*protoxide* et ceux de *bioxide*. On les recon
naît tous à la propriété que possèdent le fe
et le zinc de précipiter le cuivre à l'état mé
tallique de leurs dissolutions.

### SELS DE PROTOXIDE.

Ils sont presque tous insolubles dans l'ea
et ont une grande tendance à passer à l'éta
de sels de bioxide. L'ammoniaque jouit de l
propriété de les dissoudre sans se colorer
mais au contact de l'air la dissolution devier
bleue.

### SELS DE BIOXIDE.

*Leurs dissolutions donnent :*

Avec la potasse ou la soude : précipité bl

de bioxide de cuivre hydraté insoluble dans un excès d'alcali..............

Avec l'ammoniaque : précipité blanc-bleuâtre, soluble dans un excès d'alcali et formant alors une liqueur très limpide d'un beau bleu céleste..............

Avec le cyanure jaune de fer et de potassium : précipité rouge-brun de cyanure de cuivre ferrugineux..............

Avec l'acide sulfhydrique et les sulfures alcalins : précipité noir de bi-sulfure de cuivre. ..............................

Les sels de cuivre ont généralement une belle couleur bleue ou verte ; leur saveur est métallique et désagréable. Ils sont vénéneux et fournissent plusieurs agens à la thérapeutique.

Une lame de fer ou de zinc plongée dans leurs dissolutions se recouvre aussitôt d'une couche de cuivre à l'état métallique.

## SELS DE MERCURE.

Il existe deux ordres de sels de mercure correspondant aux deux oxides et qu'un seul caractère suffit pour distinguer de tous : c'est que, soumis à la distillation avec de la chaux ou de la potasse, ils donnent du mercure métallique.

### SELS DE PROTOXIDE.

*Leurs dissolutions donnent :*

Avec la potasse, la soude et l'ammoniaque : précipité noir. ....................

Avec l'acide chlorhydrique et les chlorures alcalins : précipité blanc.

Avec l'acide sulfhydrique et les sulfures alcalins : précipité noir..............

Avec le chromate de potasse : précipité rouge ............................ ————

Avec le cyanure jaune de fer et de potassium : précipité blanc, gélatineux.

Une lame de cuivre plongée dans leur intérieur se recouvre bientôt de mercure coulant à sa surface. Ce caractère est un des plus sûrs.

SELS DE BIOXIDE.

## *Leurs dissolutions donnent :*

Avec la potasse et la soude : précipité jaune d'hydrate de bioxide. ............

Avec l'ammoniaque : précipité blanc de bioxide de mercure combiné avec cet alcali.

Avec l'acide sulfhydrique et les sulfures alcalins : précipité noir (1) ........

______________

(1) Il faut, pour obtenir ce précipité, employer le réactif en assez grande quantité.

Avec l'iodure de potassium : précipité rouge de bi-iodure de mercure soluble dans un excès d'iodure alcalin....................

Avec le cyanure jaune de fer et de potassium : précipité blanc de cyanure de mercure ferrugineux.........

Une lame de cuivre plongée dans leurs dissolutions se recouvre de mercure métallique, comme dans le cas précédent.

Les sels de mercure sont vénéneux ; ils ont une saveur métallique excessivement désagréable, et fournissent des médicamens énergiques.

## SELS D'ARGENT.

*Leurs dissolutions donnent :*

Avec la potasse ou la soude : précipité brun-clair ou olive d'oxide d'argent hydraté.

.........................

Avec l'ammoniaque : point de précipité.

Avec l'acide chlorhydrique ou un chlorure soluble : précipité blanc, cailleboté, insoluble dans l'eau et dans l'acide azotique pur, soluble dans l'ammoniaque. Ce précipité passe au violet, puis au noir par l'action de la lumière........................

Avec l'acide sulfhydrique et les sulfures alcalins : précipité noir de sulfure d'argent....
..................................

Avec le phosphate de soude : précipité jaune-clair de phosphate d'argent.

Avec le chromate de potasse : précipité rouge-pourpre.................

Avec le cyanure jaune de fer et de potassium : précipité blanc de cyanure d'argent ferrugineux.

Les sels d'argent sont en général incolores ; ils ont une saveur métallique très désagréable. Chauffés dans un creuset avec de la potasse caustique, ils donnent de l'argent métallique. Le fer, le zinc et le cuivre précipitent l'argent de leurs dissolutions sous forme de poudre cristalline.

## SELS D'OR.

*Leurs dissolutions donnent :*

Avec une solution étendue de protochlorure d'étain : précipité pourpre...

Avec une solution de proto-sulfate de fer : précipité brun-verdâtre........

Avec l'ammoniaque : précipité jaune-orangé................

Les chlorures d'or sont les seuls sels de cette classe que nous connaissions. Ils ont une teinte jaune-rougeâtre et colorent la peau et toutes les substances organiques en pourpre. (*V.* page 85.)

## SELS DE PLATINE (1).

### *Leurs dissolutions donnent :*

Avec la potasse ou le chlorure de potassium : précipité jaune-serin de chlorure double de platine et de potassium....

Avec le chlorhydrate d'ammoniaque : précipité jaune de chlorure de platine uni au chlorhydrate d'ammoniaque......

Avec la soude ou le chlorure de sodium : point de précipité.

Avec l'acide sulfhydrique et les sulfures alcalins : précipité noir de bi-sulfure de platine.................

Les sels de platine ont une couleur jaune ou jaune-rougeâtre ; ils sont en général solubles dans l'eau. Le fer, le zinc et le cuivre en précipitent le platine à l'état métallique.

(1) A base de bioxide.

# TABLE DES MATIÈRES.

# TABLE ALPHABÉTIQUE

## DES SUBSTANCES DÉCRITES DANS CET OUVRAGE.

### A

## P

FIN.